皱纹与"垮脸"自救指南

韩林峰——著

面部按摩

人民邮电出版社

北京

图书在版编目（CIP）数据

面部按摩：皱纹与"垮脸"自救指南 / 韩林峰著.
北京：人民邮电出版社，2025. -- ISBN 978-7-115
-65113-6

Ⅰ. R241.2

中国国家版本馆CIP数据核字第20247PN543号

内 容 提 要

　　本书作者基于多年的研究和实践经验，为读者提供了人人可学会，在家就能练的改善面部皱纹与凹陷问题的运动方案。书中精选了 13 个困扰多数读者的面部皱纹与凹陷问题：抬头纹、川字纹、鱼尾纹、印第安纹、苹果肌下垂、法令纹、木偶纹、颈纹、太阳穴凹陷、脸颊凹陷、鼻基底凹陷、眼袋、泪沟。针对每个问题，书中解析了其成因、相关肌肉与改善思路，讲解了能帮助改善问题的面部练习动作，提供了预防和改善不同程度问题的面运动方案，能帮助读者掌握通过运动改善相关问题的知识和技能。针对每个练习，书中提供了功效解析、真人演示图、步骤文字和要点提示，有助于读者快速掌握要领。书中的练习简单、易学，易于读者将面部运动融入生活，切实改善自身问题。任何想通过运动预防、改善面部皱纹与凹陷问题的个体都能从本书中获益。

◆ 著　　　　　韩林峰
　　责任编辑　　王若璇
　　责任印制　　彭志环

◆ 人民邮电出版社出版发行　　北京市丰台区成寿寺路 11 号
　　邮编　100164　　电子邮件　315@ptpress.com.cn
　　网址　https://www.ptpress.com.cn
　　北京宝隆世纪印刷有限公司印刷

◆ 开本：880×1230　1/32
　　印张：4.5　　　　　　　　　　　2025 年 1 月第 1 版
　　字数：107 千字　　　　　　　　2025 年 4 月北京第 2 次印刷

定价：42.00 元

读者服务热线：**(010)81055296**　印装质量热线：**(010)81055316**
反盗版热线：**(010)81055315**

目录 Contents

1 ●001~006

开始自救前需要了解的内容

01.

面部出现皱纹与凹陷，不止因为衰老

面部出现皱纹与凹陷，会被视为衰老的表现，因为我们都知道，生理性的衰老是我们所有人都无法避免的自然过程，是导致面部皱纹与凹陷的"元凶"。但其实，导致面部皱纹与凹陷的，还有另一个常常被我们忽略的重要因素，那就是面部肌肉的运动。

面部肌肉主要分为两类：表情肌和咀嚼肌。

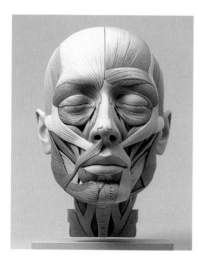

表情肌

表情肌帮助我们做出喜怒哀乐各类表情，从而与他人进行非语言交流。

● 表情肌通常起于颅骨，止于浅层筋膜、真皮或其他肌肉。

● 表情肌收缩时，带动皮肤、脂肪垫和肌肉（而非关节）运动，使皮肤变形和移动。

★ 面部皱纹的出现，与表情肌有关。

1. 动态皱纹

动态皱纹在表情肌运动时出现，由相关肌肉发力形成，与相关肌肉纤维的走向垂直。

2. 静态皱纹

除皮肤老化外，静态皱纹往往由浅层筋膜、脂肪垫、肌肉和皮肤因表情肌的过度运动而粘连在一起引起，所在区域的肌肉通常紧张、僵硬，面部呈现衰老状态。

咀嚼肌

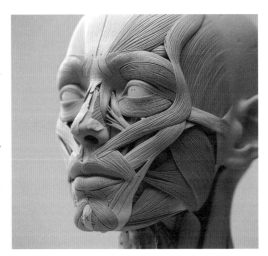

● 咀嚼肌是面部较大且具有力量的肌肉，帮助我们咀嚼不同硬度的食物。

● 咀嚼肌的起、止点通常均位于颅骨。

★ 面部凹陷的出现，与咀嚼肌有关。

1. 动态凹陷

动态凹陷在咀嚼肌运动时出现，由相关肌肉发力形成。通常，浅层的咀嚼肌负责研磨食物，深层的咀嚼肌同时具备研磨食物和一定的辅助吞咽功能，因此，咀嚼耐嚼和过硬的食物时，面部往往会出现明显的动态凹陷。

2. 静态凹陷

静态凹陷主要集中于太阳穴和脸颊区域，有两种诱因：一是面部脂肪减少，骨性标志明显；二是咀嚼肌过于紧张和疲劳，导致深层肌肉与浅层的肌肉粘连，皮肤组织向内凹，产生凹陷。

改善面部皱纹与凹陷，要做到这些

改善面部皱纹和凹陷的途径有很多。我们较为熟知的玻尿酸和肉毒素等填充剂注射、自体脂肪移植、面部提升手术、激光治疗、微针治疗等，都属于医疗美容范畴。下述几种我们每个人自己在家就能完成的有助于改善面部皱纹和凹陷的途径。

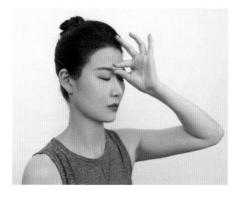

面部运动

对面部肌肉进行针对性的按摩和拉伸等可以促进血液循环，增强皮肤弹性，减少肌肉粘连。

生活健康

建立起饮食均衡、睡眠规律的健康生活方式，有助于让皮肤保持健康的状态。

心态积极

压力、焦虑等会激活更多与传达负面情绪的表情相关的肌肉，导致面部肌肉僵硬，皮肤弹性下降，因此，保持积极的心态对皮肤有益。

科学护肤

以正确方法使用含有保湿和抗氧化成分的护肤品，有助于减缓皮肤衰老的过程。

做好防晒

紫外线是导致皮肤老化的主要原因之一，日常一定要采用有效的防晒措施，如涂抹防晒霜、戴遮阳帽和太阳镜等。

面部运动前的准备工作

为确保面部运动安全、高效，在开始之前，请做好以下准备工作。

清洁手部

仔细对手部进行清洁，避免细菌感染。如果手指指甲过长，还要进行修剪，清除指甲内脏物，同时避免指甲划伤面部。

暴露面部

去除任何会妨碍面部肌肉定位及按摩、拉伸动作的物体，包括框架眼镜、隐形眼镜、假睫毛、耳环等。

适度护肤

对面部进行补水，适当涂抹保湿霜，避免皮肤干涩。

面部运动的绝对禁忌

当面部出现下述状况时，禁止进行面部运动。

患皮肤病

如果面部患有皮肤病，如痤疮、湿疹、皮肤感染等，应避免进行面部运动，以免加重病情。

具有创伤

如果面部具有创伤，尤其是开放性伤口，应避免进行面部运动，以免扩大创伤范围，加重创伤。

做过手术

任何面部手术之后，包括磨骨等整形手术，都应在得到医生的许可后再进行面部运动。

深感疼痛或不适

如果面部在无任何表情和压力时存在严重的疼痛感或不适感，应先就医，确定原因并进行适当的治疗，在这期间要避免面部运动。

有急性炎症

如果存在牙周炎、牙龈炎等急性炎症，应避免进行面部运动，以免加重炎症。

2 ━━━━━━━━●007~016

改善抬头纹

02.

认识抬头纹，
了解改善思路

抬头纹指额头出现的横纹。
抬头纹的产生与涉及抬眉毛的面部
表情有很大的关系。它的出现通常
由额头肌肉过度收缩导致的局部筋
膜粘连、僵化所致，意味着该区域
的皮肤失去弹性，面部看上去更加
衰老。

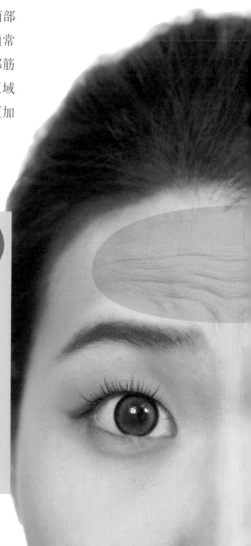

抬头纹的产生
与哪些面部组织有关 **?**

枕肌
额肌

这两块肌肉通常一起收缩，
后拉头皮，抬升眉毛。长期
牵拉、收缩这两块肌肉，或
造成额肌的恢复能力以及皮
下纤维的弹性下降，最终导
致前额产生顽固性纹路。

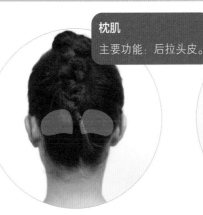

枕肌

主要功能：后拉头皮。

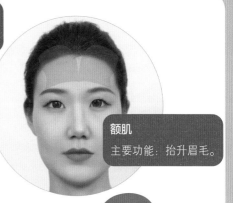

额肌

主要功能：抬升眉毛。

如何改善抬头纹

- 放松下述紧张组织：枕肌和额肌。

- 避免下述变丑习惯：（1）关灯看手机，这容易造成额肌过度收缩；（2）用力睁眼或过度瞪眼；（3）低头时，眼睛频繁向上看，这会使额肌频繁收缩。

- 以正确手法涂抹护肤品：用指腹取适量的护肤品，沿着抬头纹的纹路将其均匀涂抹在额头区域；涂抹时，可使用适度的压力；在这个过程中，有轻微酸痛感是正常的。

  推荐的按压力度：●●●●●○

（注：●○○○○代表手指轻轻发力，●●●●●代表手指最大限度地发力，其余类推。）

改善抬头纹护肤操

（1）轻柔地闭上眼睛，将护肤品均匀涂抹在抬头纹区域；（2）双手食指呈7字形，放在额头中间，均匀向外滑动，重复该动作1分钟；（3）双手食指指关节用适度的压力按压抬头纹区域，松解粘连的组织，每条纹路按压30秒。

学习改善抬头纹的运动

▶ 点按抬头纹 ◀

1 **准备** 面部自然放松；轻轻地闭上双眼，眼睛完全放松；一侧手自然握拳。

2 **定位** 找到抬头纹区域（通常在额头处）。

3 **动作** 握拳手食指和中指的指关节慢慢、轻轻地按压抬头纹区域；一边按压，一边调整力度，将其调整至有轻微酸痛感的程度即可；以合适、稳定的力度按压整个抬头纹区域至规定的时间。

力度适宜：将点按力度控制在产生轻微酸痛感的范围内，不要过于用力，也不要拉扯皮肤。

定位准确：确保食指和无名指精准点按抬头纹区域。

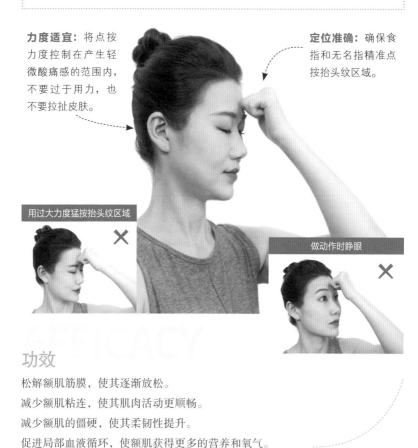

用过大力度猛按抬头纹区域 ✕

做动作时睁眼 ✕

功效

松解额肌筋膜，使其逐渐放松。

减少额肌粘连，使其肌肉活动更顺畅。

减少额肌的僵硬，使其柔韧性提升。

促进局部血液循环，使额肌获得更多的营养和氧气。

▶ 放松枕肌筋膜 ◀

1 **准备** 面部自然放松；轻轻地闭上双眼，眼睛完全放松；双手自然握拳。
2 **定位** 找到头后部的枕肌（第9页）区域。
3 **动作** 双手指关节分别放在同侧的枕肌区域并施加一定的压力，慢慢地左右移动指关节，让其在枕肌区域滑动，逐渐扩大按摩范围；在过程中，体会手指按压和滑动带来的感觉，调整按压力度和滑动速度，找到适合自己的力度和节奏；重复上述动作至规定的时间。

力度适宜： 将按压力度控制在产生轻微酸痛感的范围内。

定位准确： 确保双手指关节在枕肌区域滑动。

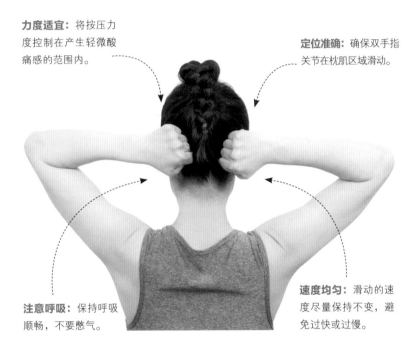

注意呼吸： 保持呼吸顺畅，不要憋气。

速度均匀： 滑动的速度尽量保持不变，避免过快或过慢。

功效

松解枕肌筋膜，使其逐渐放松。
减少枕肌的僵硬，使其柔韧性提升。
促进局部血液循环，使枕肌获得更多的营养和氧气。

▶ 松解额肌粘连 ◀

1 **准备** 下颌稍稍抬起，面部自然放松；轻轻地闭上双眼，眼睛完全放松；一侧手自然握拳。

2 **定位** 找到眉毛上方的额肌（第9页）区域。

3 **动作** 握拳手食指和中指的指关节放在额肌区域并施加一定的压力，沿着垂直于眉毛的方向慢慢地向上移动指关节，让其在额肌区域滑动，松解该区域；在过程中，体会手指按压和滑动带来的感觉，调整按压力度和滑动速度，找到适合自己的力度和节奏；重复上述动作至规定的时间。

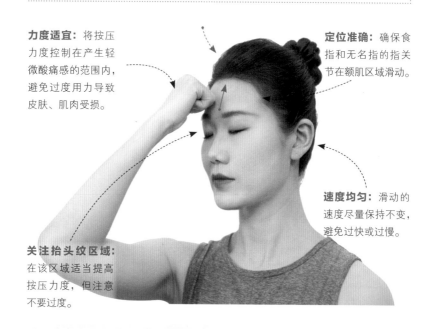

力度适宜： 将按压力度控制在产生轻微酸痛感的范围内，避免过度用力导致皮肤、肌肉受损。

定位准确： 确保食指和无名指的指关节在额肌区域滑动。

速度均匀： 滑动的速度尽量保持不变，避免过快或过慢。

关注抬头纹区域： 在该区域适当提高按压力度，但注意不要过度。

功效

减少眉肌、额肌的紧张，使其更加放松。

促进局部血液循环，增加养分供应，促进代谢废物排出。

减轻额头区域因长时间进行表情活动而产生的疲劳感。

促进肌肤细胞的更新和修复，使额头肌肤看起来更加健康。

▶ 拉伸抬头纹 ◀

1 **准备** 面部自然放松，轻轻地闭上双眼，眼睛完全放松。

2 **定位** 找到抬头纹区域（通常在额头处）。

3 **动作** 双手中指和无名指分别放在抬头纹区域稍上方和稍下方的位置并施加一定的压力，确保手指与纹路贴合；上方手指向发际线滑动，下方手指向眉肌滑动，感受纹路被撑开的感觉；在过程中，体会手指按压和滑动带来的感觉，调整按压力度和滑动速度，找到适合自己的力度和节奏；重复上述动作至规定的时间。

力度适宜： 将按压力度控制在产生轻微酸痛感的范围内，避免过度用力。

定位准确： 确保双手中指和无名指在抬头纹区域滑动。

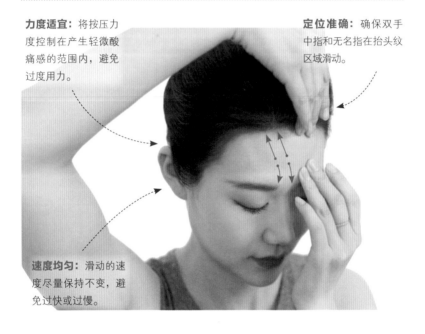

速度均匀： 滑动的速度尽量保持不变，避免过快或过慢。

功效

拉长额肌筋膜的粘连部分，减少其紧张。

促进局部血液循环，增加养分供应，促进代谢废物排出。

恢复额肌的弹性，使肌肤更有韧性。

每日练一练，改善抬头纹

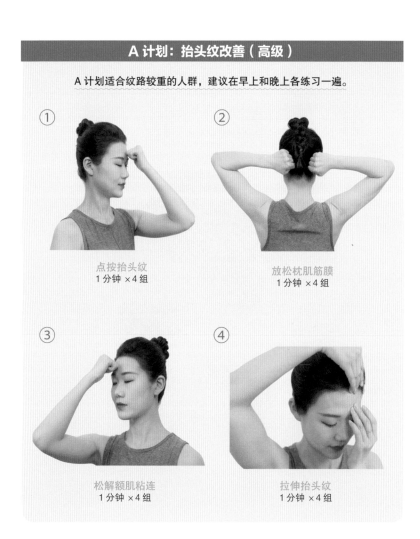

A 计划：抬头纹改善（高级）

A 计划适合纹路较重的人群，建议在早上和晚上各练习一遍。

① 点按抬头纹
1 分钟 ×4 组

② 放松枕肌筋膜
1 分钟 ×4 组

③ 松解额肌粘连
1 分钟 ×4 组

④ 拉伸抬头纹
1 分钟 ×4 组

B 计划：抬头纹改善（初级）

B 计划适合纹路较轻的人群，建议在晚上练习一遍。

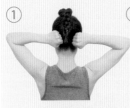
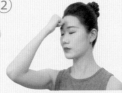
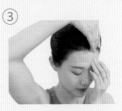

① 放松枕肌筋膜
1 分钟 ×3 组

② 松解额肌粘连
1 分钟 ×3 组

③ 拉伸抬头纹
30 秒 ×3 组

预防抬头纹，试试这样做！

如果你想预防抬头纹，那么建议在一天的任意时段练习下述动作。

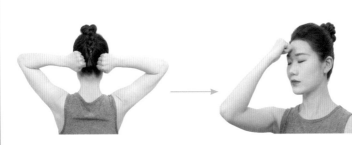

放松枕肌筋膜
1 分钟 ×2 组

松解额肌粘连
1 分钟 ×2 组

温馨提示 对于所有计划来说，涂抹护肤品后练习效果更佳。

写下你的练习记录和心得

3 —————•

改善川字纹

03.

认识川字纹，了解改善思路

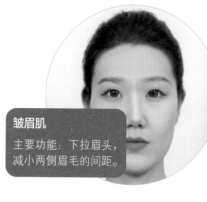

皱眉肌
主要功能：下拉眉头，减小两侧眉毛的间距。

川字纹 指眉间出现的纹路，呈川字形，也称眉间纹。

产生川字纹往往说明眉间肌肉处于过度收缩状态，导致皮肤浅层筋膜粘连，使面部显得严肃，呈现焦虑或疲惫的状态。

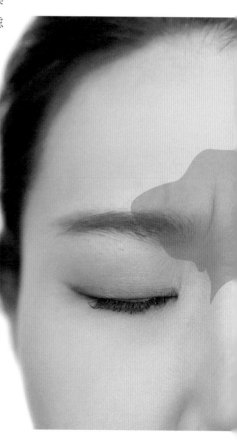

川字纹的产生与哪些面部组织有关 **?**

皱眉肌
降眉间肌
降眉肌

这三块肌肉通常一起收缩，下拉眉头，减小两侧眉毛的间距。当这三块肌肉紧张、僵化时，会将两侧眉毛往中间拉，使两侧眉毛之间的区域产生纹路。

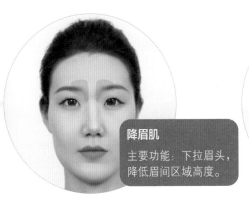

降眉肌

主要功能：下拉眉头，降低眉间区域高度。

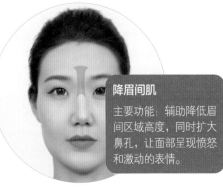

降眉间肌

主要功能：辅助降低眉间区域高度，同时扩大鼻孔，让面部呈现愤怒和激动的表情。

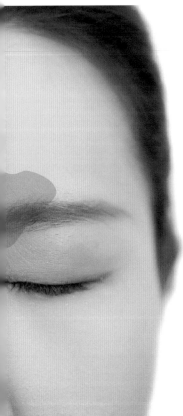

如何改善川字纹

- 放松下述紧张组织：皱眉肌、降眉肌和降眉间肌。

- 避免下述变丑习惯：（1）习惯性皱眉；（2）频繁眯眼；（3）长期紧张或焦虑。

- 以正确手法涂抹护肤品：用指腹取适量的护肤品，沿着川字纹的纹路将其均匀涂抹在两侧眉毛之间的区域；涂抹时，可使用适度的压力；在这个过程中，有轻微酸痛感是正常的。

推荐的按压力度：●●●○○

改善川字纹护肤操

（1）轻柔地闭上眼睛，将护肤品均匀涂抹在川字纹区域；（2）双手食指指关节用适度的压力点按川字纹区域1分钟；（3）双手食指指腹从川字纹下方开始，轻柔上滑至眉尾区域，恢复眉肌弹性，重复上述动作1分钟。

学习改善川字纹的运动

▶ 点按川字纹 ◀

1 **准备** 面部自然放松；轻轻地闭上双眼，眼睛完全放松；一侧手自然握拳，食指呈 7 字形。

2 **定位** 找到川字纹区域（通常在眉间）。

3 **动作** 呈 7 字形的食指的指关节慢慢、轻轻地按压川字纹区域；一边按压，一边调整力度，将其调整至有轻微酸痛感的程度即可；以合适、稳定的力度按压整个川字纹区域至规定的时间。

力度适宜： 将点按力度控制在产生轻微酸痛感的范围内，避免过度用力。

定位准确： 确保食指精准点按川字纹区域。

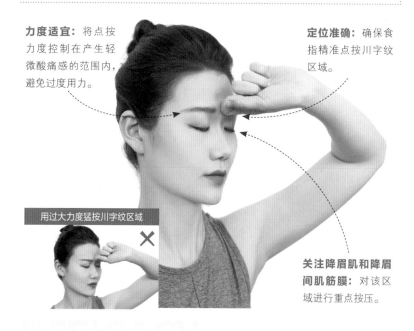

用过大力度猛按川字纹区域 ✕

关注降眉肌和降眉间肌筋膜： 对该区域进行重点按压。

功效

松解降眉肌和降眉间肌筋膜，减少其张力。

减少与川字纹相关的肌肉紧张。

▶ 提拉眉头 ◀

1 **准备** 面部自然放松；轻轻地闭上双眼，眼睛完全放松；双手自然握拳，食指伸出（或呈 7 字形）。

2 **定位** 找到眉头区域。

3 **动作** 吸气，食指（或呈 7 字形的食指的指关节）按压眉头区域；呼气，食指向斜外侧提拉眉头区域；在过程中，体会手指按压和提拉带来的感觉，调整按压和提拉的力度，找到适合自己的力度；重复上述动作至规定的时间。

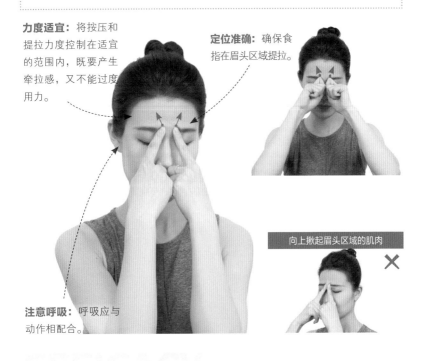

力度适宜： 将按压和提拉力度控制在适宜的范围内，既要产生牵拉感，又不能过度用力。

定位准确： 确保食指在眉头区域提拉。

向上揪起眉头区域的肌肉

注意呼吸： 呼吸应与动作相配合。

功效

伸展眉心部位的肌肉，提升其柔韧性。

减少眉心区域的紧张，缓解疲劳。

加快眉心区域的血液流动，让肌肉和皮肤获得更多的养分，提升皮肤的弹性和紧致度。

▶ 提拉眉间 ◀

1 **准备** 面部自然放松；轻轻地闭上双眼，眼睛完全放松。

2 **定位** 找到川字纹区域（通常在眉间）。

3 **动作** 一侧手的拇指和食指放在川字纹区域；拇指和食指慢慢地向前提拉眉间肌肉；在过程中，体会提拉带来的感觉，调整提拉的力度，找到适合自己的力度，注意，被提拉区域产生一定的酸痛感是正常的；重复上述动作至规定的时间。

力度适宜： 将提拉力度控制在适宜的范围内，既要产生牵拉感，又不能过度用力。

定位准确： 确保拇指和食指在川字纹区域提拉。

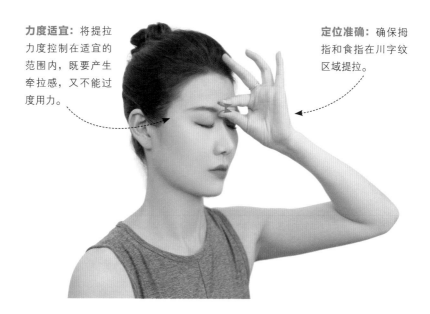

功效

减少降眉肌和降眉间肌的粘连，提升肌肉的活动能力，避免代偿。伸展缩短的肌肉，放松紧绷的肌肉，使其回归正常状态，延展性和柔韧性得到提升。

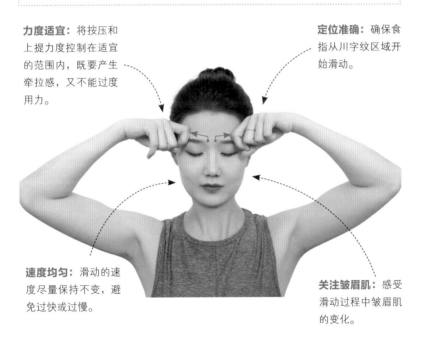

▶ 拉伸川字纹 ◀

1 **准备** 面部自然放松；轻轻地闭上双眼，眼睛完全放松；双手自然握拳，食指呈 7 字形。

2 **定位** 找到川字纹区域（通常在眉间）。

3 **动作** 呈 7 字形的食指的指关节按压川字纹区域并上提，然后沿着眉毛生长方向，平稳地向眉尾滑动；在过程中，体会手指按压、上提和滑动带来的感觉，调整按压、上提的力度和滑动的速度，找到适合自己的力度和节奏；重复上述动作至规定的时间。

力度适宜： 将按压和上提力度控制在适宜的范围内，既要产生牵拉感，又不能过度用力。

定位准确： 确保食指从川字纹区域开始滑动。

速度均匀： 滑动的速度尽量保持不变，避免过快或过慢。

关注皱眉肌： 感受滑动过程中皱眉肌的变化。

功效

减少皱眉肌的紧张，使其更加放松。

减少降眉肌和降眉间肌的粘连，使其恢复正常长度和弹性。

提升对皱眉肌的控制能力，让面部表情更自然，避免不良表情习惯。

每日练一练，改善川字纹

A 计划：川字纹改善（高级）

A 计划适合纹路较重的人群，建议在中午和晚上各练习一遍。

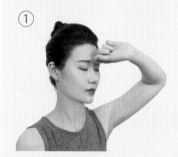

① 点按川字纹
1 分钟 ×4 组

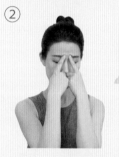

② 提拉眉头
1 分钟 ×4 组

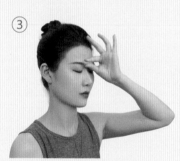

③ 提拉眉间
1 分钟 ×4 组

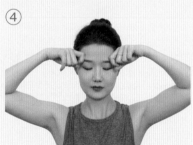

④ 拉伸川字纹
1 分钟 ×4 组

B 计划：川字纹改善（初级）

B 计划适合纹路较轻的人群，建议在晚上练习一遍。

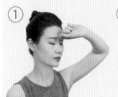

① 点按川字纹
1 分钟 ×3 组

② 提拉眉头
1 分钟 ×3 组

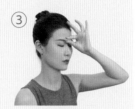

③ 提拉眉间
1 分钟 ×3 组

预防川字纹，试试这样做！

如果你想预防川字纹，那么建议在中午练习下述动作。

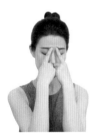

提拉眉头
1 分钟 ×2 组

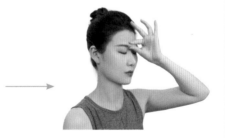

提拉眉间
1 分钟 ×2 组

温馨提示 对于所有计划来说，涂抹护肤品后练习效果更佳。

4 ●027~036

改善鱼尾纹

04.

认识鱼尾纹，了解改善思路

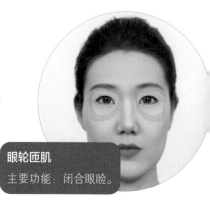

眼轮匝肌
主要功能：闭合眼睑。

鱼尾纹指眼角出现的纹路，它以眼角为中心，呈放射状，形似鱼尾。鱼尾纹属于动态皱纹，通常在微笑时产生，因此此时眼睛变小、眼角肌肉收缩。在无表情的状态下眼角也出现鱼尾纹则意味着眼睛周围的肌肉弹性下降，皮肤开始松弛。

鱼尾纹的产生
与哪些面部组织有关

?

眼轮匝肌
提上睑肌
睑板肌

这三块眼部肌肉通常一起收缩，闭合眼睑。在眼睑闭合的过程中，眼轮匝肌是主要的发力肌肉，提上睑肌和睑板肌起到辅助作用。这三块眼部肌肉长期处于紧张状态，会导致双眼无神和鱼尾纹的产生。

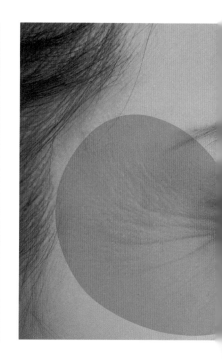

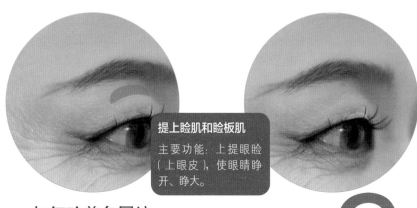

提上睑肌和睑板肌

主要功能：上提眼睑（上眼皮），使眼睛睁开、睁大。

如何改善鱼尾纹

- 放松下述紧张组织：眼轮匝肌、提上睑肌和睑板肌。
- 避免下述变丑习惯：（1）夸张地大笑；（2）频繁眨眼；（3）过度皱眉。
- 以正确手法涂抹护肤品：用指腹取适量的眼霜，沿着鱼尾纹的纹路将其均匀涂抹在眼角区域；涂抹时，可使用适度的压力。

  推荐的按压力度：●●●◖○○

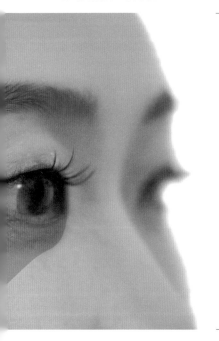

改善鱼尾纹护肤操

（1）轻柔地闭上眼睛，将眼霜均匀涂抹在鱼尾纹区域；（2）双手食指指尖用适度的压力点按鱼尾纹区域1分钟；（3）双手食指指腹从眼头开始，沿上眼睑区域，向眼尾轻柔滑动，恢复上眼睑筋膜弹性，重复上述动作1分钟；（4）双手食指指腹从眼头开始，沿下眼睑区域，向眼尾轻柔滑动，恢复下眼睑筋膜弹性，重复上述动作1分钟。

学习改善鱼尾纹的运动

▶ 点按鱼尾纹 ◀

1 **准备** 面部自然放松；轻轻地闭上双眼，眼睛完全放松；一侧手自然握拳，食指呈 7 字形。

2 **定位** 找到鱼尾纹区域（通常在眼尾）。

3 **动作** 未握拳手的食指和中指放在目标侧眼角外侧并向上提拉；呈 7 字形的食指的指关节慢慢、轻轻地按压目标侧鱼尾纹区域；一边按压，一边调整力度，将其调整至有轻微酸痛感的程度即可；以合适、稳定的力度按压该侧整个鱼尾纹区域至规定的时间，换对侧重复。

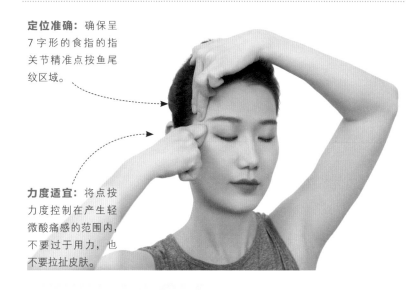

定位准确： 确保呈 7 字形的食指的指关节精准点按鱼尾纹区域。

力度适宜： 将点按力度控制在产生轻微酸痛感的范围内，不要过于用力，也不要拉扯皮肤。

功效

提拉眼角外侧，优化面部轮廓。

改善眼部的血液循环，提升眼部肌肤弹性和紧致度，使皮肤更健康。

缓解眼部疲劳，减轻眼睛的紧张感。

▶ 拉伸鱼尾纹 ◀

1 **准备** 面部自然放松；轻轻地闭上双眼，眼睛完全放松；一侧手自然握拳，食指呈 7 字形。

2 **定位** 找到鱼尾纹区域（通常在眼尾）。

3 **动作** 未握拳手的食指和中指放在目标侧眼尾外侧并向上提拉；呈 7 字形的食指的指关节放在目标侧鱼尾纹区域并向下拉动，感受鱼尾纹被撑开的感觉；边拉动边调整，找到适合自己的力度和节奏；重复上述动作至规定的时间，换对侧重复。

定位准确： 确保双手分别放在眼尾和鱼尾纹区域。

力度适宜： 将拉动力度控制在适宜的范围内，不要过于用力地拉扯皮肤。

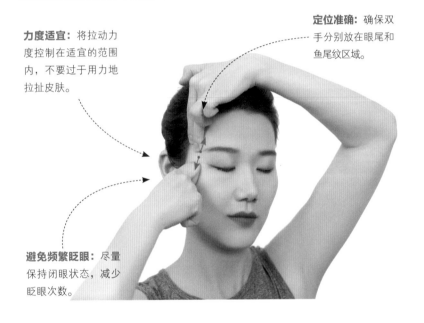

避免频繁眨眼： 尽量保持闭眼状态，减少眨眼次数。

功效

增加眼轮匝肌和提上睑肌筋膜的弹性，使眼部肌肤更紧致。

优化眼部轮廓。

▶ 无痕护眼 ◀

1 **准备** 面部自然放松；轻轻地闭上双眼，眼睛完全放松。

2 **定位** 找到位于眼睛周围的眼轮匝肌（第 28 页）区域。

3 **动作** 双手拇指和食指揪住内眼角区域并施加一定的压力，然后保持揪住动作并向眼尾滑动；在过程中，体会手指按压和滑动带来的感觉，调整按压力度和滑动速度，找到适合自己的力度和节奏；重复上述动作至规定的时间。

力度适宜： 将按压力度控制在不会产生不适感的范围内，避免给眼睛过大的压力。

定位准确： 确保双手拇指和食指在眼睛上方的眼轮匝肌区域滑动。

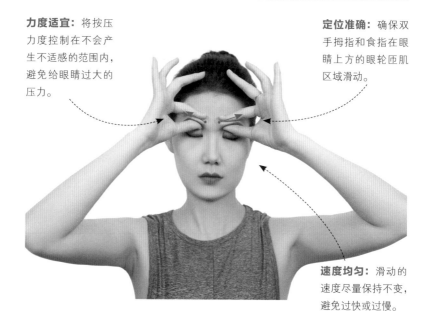

速度均匀： 滑动的速度尽量保持不变，避免过快或过慢。

功效

提升眼轮匝肌筋膜的弹性。

减少眼部肌肉的紧张、僵硬，提升其柔韧性和弹性。

改善眼部的血液循环，让眼部组织获得更多的养分。

缓解眼部疲劳，减轻眼睛的紧张感。

▶ 放松眼肌 ◀

1 **准备**　面部自然放松；轻轻地闭上双眼，眼睛完全放松；一侧手自然
　　握拳，食指呈 7 字形。

2 **定位**　找到鱼尾纹区域（通常在眼尾）。

3 **动作**　未握拳手的食指和中指放在目标侧眼角外侧并向上提拉；呈 7
　　字形的食指的指关节放在目标侧内眼角的下方并施加一定的压力，然
　　后向眼尾滑动，产生酸痛感是正常的；边滑动边调整，找到适合自己
　　的力度和节奏；重复上述动作至规定的时间，换对侧重复。

力度适宜： 将按压力
度控制在适宜的范围
内，不要过于用力，
也不要拉扯皮肤。

定位准确： 确保双
手分别放在眼尾和
内眼角下侧。

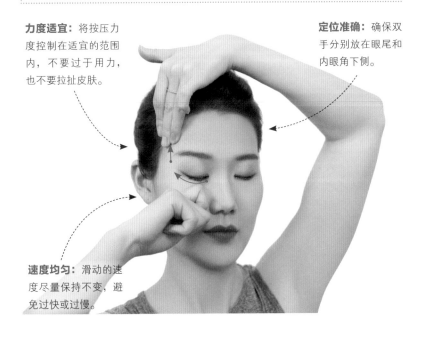

速度均匀： 滑动的速
度尽量保持不变，避
免过快或过慢。

功效

减少眼部肌肉的紧张、僵硬，提升其柔韧性和弹性。
强化眼部肌肉，让眼睛保持健康。

每日练一练，改善鱼尾纹

A 计划：鱼尾纹改善（高级）

A 计划适合纹路较重的人群，建议在下午和晚上各练习一遍。

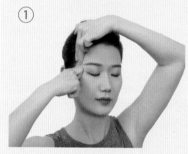

① 点按鱼尾纹
1 分钟 ×4 组

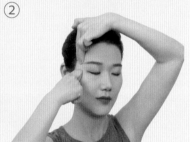

② 拉伸鱼尾纹
1 分钟 ×4 组

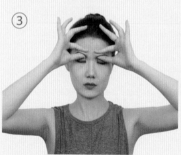

③ 无痕护眼
1 分钟 ×4 组

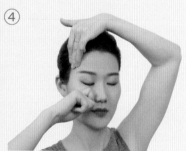

④ 放松眼肌
1 分钟 ×4 组

B 计划：鱼尾纹改善（初级）

B 计划适合纹路较轻的人群，建议在中午或晚上练习一遍。

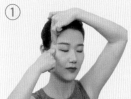

① 拉伸鱼尾纹
1 分钟 ×3 组

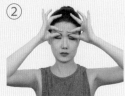

② 无痕护眼
1 分钟 ×3 组

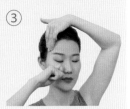

③ 放松眼肌
1 分钟 ×3 组

预防鱼尾纹，试试这样做!

如果你想预防鱼尾纹，那么建议在中午练习下述动作。

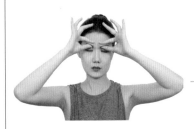

无痕护眼
1 分钟 ×2 组

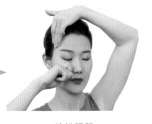

放松眼肌
1 分钟 ×2 组

温馨提示 对于所有计划来说，涂抹护肤品后练习效果更佳。

写下你的练习记录和心得

99

5 • 037~046

改善印第安纹

05.

认识印第安纹，了解改善思路

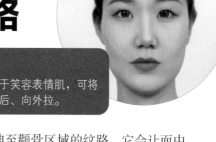

颧大肌

主要功能：属于笑容表情肌，可将嘴角向上、向后、向外拉。

印第安纹指从眼睛下侧区域延伸至颧骨区域的纹路，它会让面中区域看起来不平整，也被称为颧颊沟。

出现印第安纹往往说明颧骨和皮肤之间的支撑韧带因长期过度大笑等被拉得太紧，导致皮下脂肪变薄，面部组织下垂。

印第安纹的产生与哪些面部组织有关？

颧大肌
颧小肌
眼轮匝肌

眼轮匝肌和颧大肌、颧小肌属于联动肌群，颧大肌、颧小肌收缩，面部呈现笑容表情时，眼轮匝肌也会收缩，面部产生眯眼动作。长期过度大笑等，会导致肌肉、筋膜粘连，使皮肤产生褶皱，印第安纹逐渐形成，此时笑容表情也会变得僵硬。

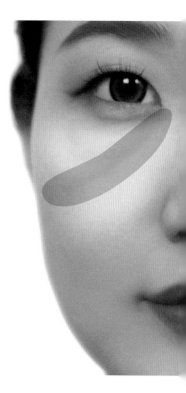

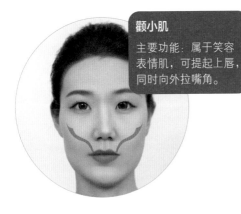

颧小肌

主要功能：属于笑容表情肌，可提起上唇，同时向外拉嘴角。

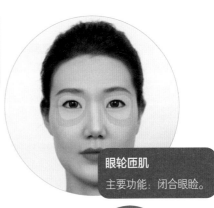

眼轮匝肌

主要功能：闭合眼睑。

如何改善印第安纹

- 放松下述紧张组织：颧大肌、颧小肌和眼轮匝肌。

- 恢复脂肪垫弹性：颧脂肪垫。

- 避免下述变丑习惯：（1）长期佩戴镜框过紧的眼镜；（2）过度大笑、大叫；（3）关灯看过亮的屏幕；（4）趴着睡觉。

- 以正确手法涂抹护肤品：用指腹取适量的抗皱精华，沿着印第安纹的纹路，自上而下地将其均匀涂抹在颧骨区域；涂抹时，可使用适度的压力；在这个过程中，有轻微酸胀感是正常的。

  推荐的按压力度：●●●●◐○

改善印第安纹护肤操

（1）轻柔地闭上眼睛，将抗皱精华均匀涂抹在印第安纹区域；（2）双手食指指腹用适度的压力自上而下地点按印第安纹区域1分钟；（3）双手指腹放在印第安纹的上下端，用适当的力度慢慢撑开印第安纹所在区域，重复上述动作1分钟。

学习改善印第安纹的运动

▶ 点按印第安纹 ◀

1 **准备** 面部自然放松；轻轻地闭上双眼，眼睛完全放松；双手自然握拳，食指呈 7 字形。

2 **定位** 找到印第安纹区域（通常在眼部下方）。

3 **动作** 呈 7 字形的食指的指关节放在印第安纹位于内侧的一端并施加一定的压力，然后沿着纹路，向另一端滑动；在过程中，体会手指按压和滑动带来的感觉，调整按压的力度和滑动的速度，找到适合自己的力度和节奏；重复上述动作至规定的时间。

力度适宜： 将按压力度控制在适宜的范围内，不要过于用力，也不要拉扯皮肤。

定位准确： 确保食指在印第安纹区域滑动。

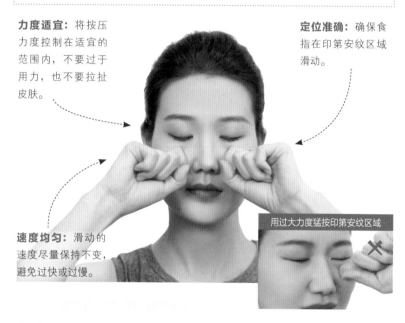

速度均匀： 滑动的速度尽量保持不变，避免过快或过慢。

用过大力度猛按印第安纹区域

功效

增加局部血液循环，促使细胞更新，改善皮肤状态。

放松颧大肌、颧小肌，减少其紧张、僵硬。

▶ 松解印第安纹 ◀

1. **准备** 面部自然放松；轻轻地闭上双眼，眼睛完全放松；一侧手的拇指戴干净的指套。

2. **定位** 找到印第安纹区域（通常在眼部下方）。

3. **动作** 将大拇指放入口中，在目标侧印第安纹所在区域提供支撑，食指慢慢、轻轻地按压该侧印第安纹区域；一边按压，一边调整力度，将其调整至有轻微酸痛感的程度即可；以合适、稳定的力度按压该侧整个印第安纹区域至规定的时间，换对侧重复。

力度适宜： 将点按力度控制在产生轻微酸痛感的范围内，不要过于用力，也不要拉扯皮肤。

定位准确： 确保食指精准点按印第安纹区域。

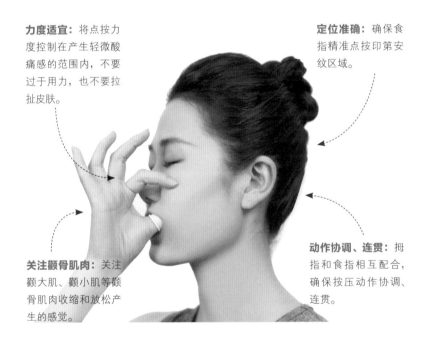

关注颧骨肌肉： 关注颧大肌、颧小肌等颧骨肌肉收缩和放松产生的感觉。

动作协调、连贯： 拇指和食指相互配合，确保按压动作协调、连贯。

功效

减轻肌肉的紧张、僵硬，缓解面部疲劳。
一定程度上提升皮肤的弹性和紧致度。

▶ 拉伸印第安纹 ◀

1 **准备** 面部自然放松；轻轻地闭上双眼，眼睛完全放松；一侧手自然握拳，食指呈 7 字形。

2 **定位** 找到印第安纹区域（通常在眼部下方）。

3 **动作** 未握拳手的手掌放在目标侧印第安纹上方并向上提拉，注意掌心贴合皮肤；呈 7 字形的食指的指关节放在该侧印第安纹位于内侧的一端并慢慢地向上推动；边推动边调整，找到适合自己的推动力度和距离；重复上述动作至规定的时间，换对侧重复。

力度适宜： 将按压力度控制在产生轻微酸痛感的范围内，避免过度用力导致皮肤、肌肉受损。

定位准确： 确保食指和无名指在额肌区域滑动。

关注抬头纹区域： 在该区域适当提高按压力度，但注意不要过度。

速度均匀： 滑动的速度尽量保持不变，避免过快或过慢。

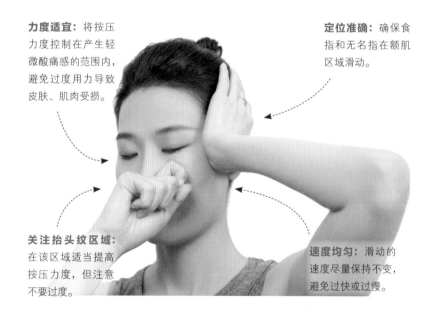

功效

减轻肌肉的紧张、僵硬，缓解面部疲劳。

强化颧骨区域肌肉，让面部更立体。

提高颧大肌、颧小肌的肌肉力量，让面部表情更自然。

增加局部血液循环，促使细胞更新，改善皮肤状态。

1 **准备**　轻轻地闭上双眼，眼睛完全放松；嘴巴自然闭合，一侧脸鼓起，对侧手自然握拳，食指伸出。

2 **定位**　找到印第安纹区域（通常在眼部下方）。

3 **动作**　未握拳手的食指和中指放在目标侧印第安纹上方合适位置，对侧手食指放在该侧印第安纹下方合适位置；双手慢慢地向外移动，撑开双手之间的皮肤；边移动边调整，找到适合自己的力度和节奏；重复上述动作至规定的时间，换对侧重复。

力度适宜：双手向外移动、牵拉肌肉的力度应适宜，避免过度用力损伤肌肉、皮肤。

定位准确：确保双手分别放在印第安纹上方和下方的合适位置。

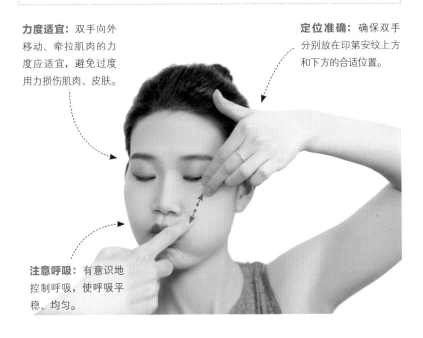

注意呼吸：有意识地控制呼吸，使呼吸平稳、均匀。

功效

伸展颧大肌、颧小肌，提升其柔韧性。

强化颧骨区域肌肉，促进其恢复，提升其弹性。

每日练一练，改善印第安纹

A 计划：印第安纹改善（高级）

A 计划适合纹路较重的人群，建议在早上和晚上各练习一遍。

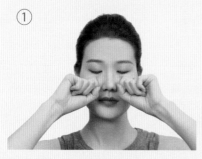

① 点按印第安纹
1 分钟 ×4 组

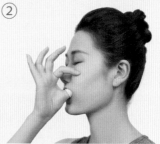

② 松解印第安纹
1 分钟 ×4 组

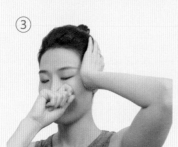

③ 拉伸印第安纹
1 分钟 ×4 组

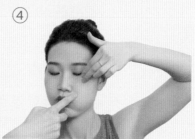

④ 无痕美容
1 分钟 ×4 组

B 计划：印第安纹改善（初级）

B 计划适合纹路较轻的人群，建议在晚上练习一遍。

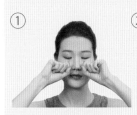 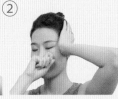 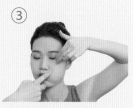

点按印第安纹　　　　拉伸印第安纹　　　　无痕美容
1 分钟 ×3 组　　　　1 分钟 ×3 组　　　　30 秒 ×3 组

预防印第安纹，试试这样做！

如果你想预防印第安纹，那么建议在早上练习下述动作。

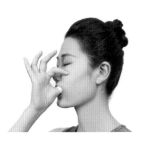 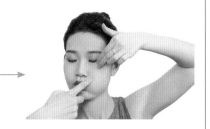

松解印第安纹　　　　　　　　　　无痕美容
1 分钟 ×2 组　　　　　　　　　　1 分钟 ×2 组

温馨提示　对于所有计划来说，涂抹护肤品后练习效果更佳。

改善苹果肌下垂

06.

认识苹果肌下垂，了解改善思路

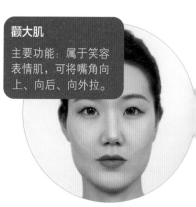

颧大肌

主要功能：属于笑容表情肌，可将嘴角向上、向后、向外拉。

苹果肌不是指一块具体肌肉，这是我们首先需要明确的。它主要由颧大肌、颧小肌和颧脂肪垫组成，属于面部的一种软组织结构，位于颧骨区域，从眼睛旁的鼻翼区域开始，延伸至嘴角附近，形似一个倒三角。当面部呈现表达高兴情绪的表情时，苹果肌会因面部肌肉的运动而略微隆起，看起来像一个圆润而饱满的苹果，因此得名。苹果肌下垂即该区域呈现下垂状态，使面部缺乏立体感，看上去更加衰老。苹果肌下垂往往说明颧骨肌肉因长期过度大笑等紧张，导致浅层筋膜粘连，皮肤弹性下降。

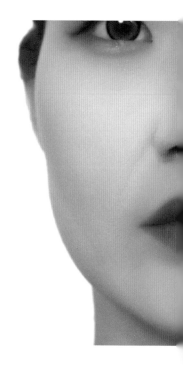

苹果肌下垂与哪些面部组织有关系？

颧大肌

颧小肌

颧脂肪垫

这部分构成了苹果肌区域，当它们紧张、僵化时，肌肉力量逐渐下降，苹果肌区域就会逐渐下垂。

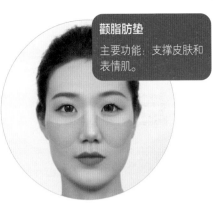

颧小肌

主要功能：属于笑容表情肌，可提起上唇，同时向外拉嘴角。

颧脂肪垫

主要功能：支撑皮肤和表情肌。

如何改善苹果肌下垂

- 放松下述紧张组织：颧大肌和颧小肌。

- 提升肌肉力量：笑容表情肌（颧大肌、颧小肌）。

- 恢复脂肪垫弹性：颧脂肪垫。

- 避免下述变丑习惯：（1）长期低头看手机、计算机等电子设备；（2）过度大笑；（3）频繁皱眉；（4）长期处于焦虑、难过等情绪中。

- 以正确手法涂抹护肤品：用指腹取适量的护肤品，从苹果肌下缘区域开始，向着同侧太阳穴，均匀地将其涂抹在颧骨区域；涂抹时，可使用适度的压力；在这个过程中，苹果肌区域微微发热是正常的。

  推荐的按压力度：●●◖○○

改善苹果肌下垂护肤操

（1）轻柔地闭上眼睛，将护肤品均匀涂抹在苹果肌区域；（2）双手掌心用适当的力度按压苹果肌下缘区域，向同侧太阳穴移动，上提苹果肌区域，重复上述动作2分钟。

学习改善苹果肌下垂的运动

▶ **激活苹果肌** ◀

1 **准备** 面部自然放松；轻轻地闭上双眼，眼睛完全放松；双手自然握拳，食指呈 7 字形。

2 **定位** 找到苹果肌区域（通常在脸颊）。

3 **动作** 呈 7 字形的食指放在苹果肌内侧缘，然后慢慢、轻轻地向外侧缘刮动；边刮动边调整，找到适合自己的力度和节奏；重复上述动作至规定的时间。

力度适宜： 先以轻柔的力度刮动，然后可根据自身感受适当提高刮动的力度。

定位准确： 确保食指从苹果肌内侧缘刮动至外侧缘。

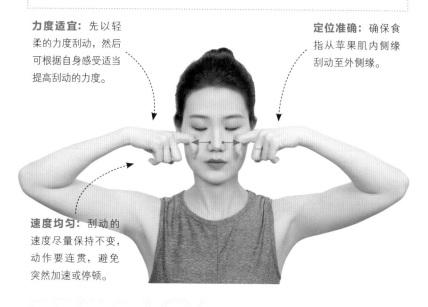

速度均匀： 刮动的速度尽量保持不变，动作要连贯，避免突然加速或停顿。

功效

减轻面部肌肉的紧张、僵硬，缓解面部疲劳。
强化面部肌肉，增强面部立体感。
平衡两侧苹果肌区域，使面部更对称。

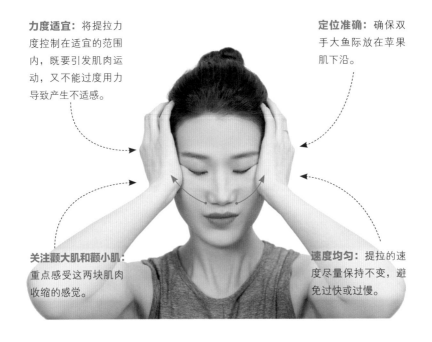

▶ 提升苹果肌 ◀

1 **准备** 面部自然放松；轻轻地闭上双眼，眼睛完全放松。

2 **定位** 找到苹果肌区域（通常在脸颊）。

3 **动作** 双手大鱼际放在苹果肌下沿，然后慢慢、轻轻地向上提拉，同时感受该区域肌肉收缩的感觉，增强对肌肉运动的感知和控制；边提拉边调整，找到适合自己的力度和节奏；重复上述动作至规定的时间。

力度适宜：将提拉力度控制在适宜的范围内，既要引发肌肉运动，又不能过度用力导致产生不适感。

定位准确：确保双手大鱼际放在苹果肌下沿。

关注颧大肌和颧小肌：重点感受这两块肌肉收缩的感觉。

速度均匀：提拉的速度尽量保持不变，避免过快或过慢。

功效

提升颧大肌、颧小肌力量，强化面部肌肉，增强面部立体感，改善面部轮廓。一定程度上提升皮肤的弹性和紧致度。

▶ 苹果肌焕新 ◀

1 **准备** 面部自然放松；轻轻地闭上双眼，眼睛完全放松；双手自然握拳，食指和中指伸出。

2 **定位** 找到苹果肌区域（通常在脸颊）。

3 **动作** 双手食指和中指放在内眼角的下方并施加一定的压力，然后沿着苹果肌的边缘滑动，同时感受该区域肌肉的轮廓，增强对肌肉运动的感知和控制；在过程中，体会手指按压和滑动带来的感觉，调整按压力度和滑动速度，找到适合自己的力度和节奏；重复上述动作至规定的时间。

力度适宜： 将点按力度控制在产生轻微酸痛感的范围内，避免过度用力。

定位准确： 确保手指沿着苹果肌的边缘滑动。

速度均匀： 滑动的速度尽量保持不变，动作要连贯，避免突然加速或停顿。

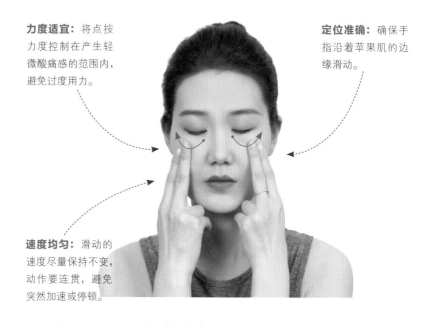

功效

减少苹果肌的紧张、僵硬，提升其柔韧性和弹性。

改善苹果肌区域的血液循环，让该区域组织获得更多的养分。

放松苹果肌区域的肌肉，减轻疲劳感。

▶ 重塑苹果肌 ◀

1 **准备** 面部自然放松；轻轻地闭上双眼，眼睛完全放松。
2 **定位** 找到苹果肌区域（通常在脸颊）。
3 **动作** 双手手掌放在苹果肌区域并向上提拉，同时嘟嘴，保持上述动作 5 秒后放松；在过程中，体会上提和嘟嘴时苹果肌区域产生的牵拉感；重复上述动作，完成规定的次数。

力度适宜：将提拉力度控制在合适的范围内，避免苹果肌区域肌肉痉挛。

定位准确：确保双手手掌放在苹果肌区域。

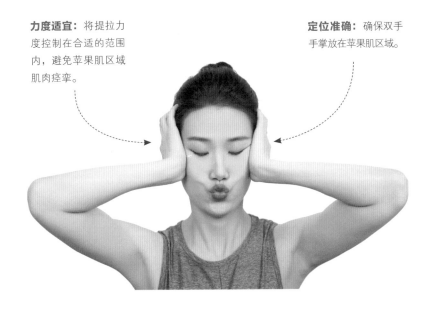

功效

提升苹果肌区域肌肉的力量，增强面部立体感，改善面部轮廓。

每日练一练，改善苹果肌下垂

A 计划：苹果肌下垂改善（高级）

A 计划适合苹果肌下垂较重的人群，建议在早上和下午各练习一遍。

①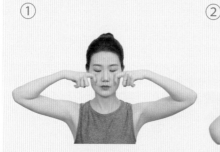

激活苹果肌
1 分钟 ×4 组

②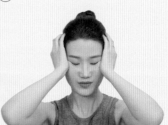

提升苹果肌
1 分钟 ×4 组

③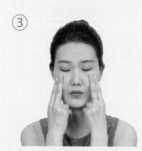

苹果肌焕新
1 分钟 ×4 组

④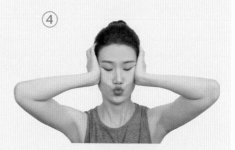

重塑苹果肌
12~15 次 ×4 组

B 计划：苹果肌下垂改善（初级）

B 计划适合苹果肌下垂较轻的人群，建议在早上或中午练习一遍。

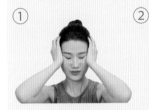

① 提升苹果肌
1 分钟 ×3 组

② 苹果肌焕新
1 分钟 ×3 组

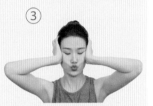

③ 重塑苹果肌
15 次 ×3 组

预防苹果肌下垂，试试这样做！

如果你想预防苹果肌下垂，那么建议在早上或中午练习下述动作。

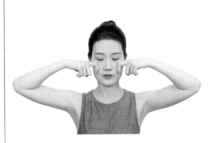

激活苹果肌
1 分钟 ×2 组

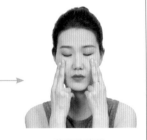

苹果肌焕新
1 分钟 ×2 组

温馨提示 对于所有计划来说，涂抹护肤品后练习效果更佳。

改善法令纹

07.

认识法令纹，
了解改善思路

法令纹指从鼻翼两侧延伸至嘴角附近的纹路，呈八字形，又叫八字纹。出现法令纹往往说明脸颊区域的肌肉弹性下降，肌肉与筋膜粘连，面部看上去更加衰老。

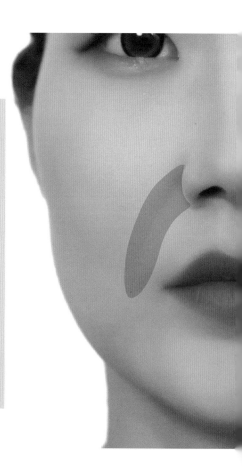

**法令纹的产生
与哪些面部组织
有关**
提上唇鼻翼肌
提上唇肌

这两块肌肉通常一起收缩，抬升上唇。当这两块肌肉紧张时，会与筋膜粘连，导致法令纹的形成，同时会让鼻翼变宽、变矮。

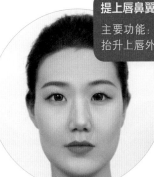

提上唇鼻翼肌

主要功能：扩大鼻孔，抬升上唇外侧及鼻翼。

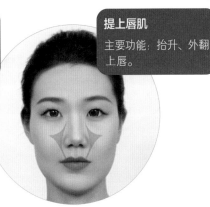

提上唇肌

主要功能：抬升、外翻上唇。

如何改善法令纹 ？

- 放松下述紧张组织：提上唇鼻翼肌和提上唇肌。

- 避免下述变丑习惯：（1）习惯性耸鼻孔；（2）歪嘴笑。

- 以正确手法涂抹护肤品：用指腹取适量的抗皱精华，沿着法令纹的纹路，自上而下地将其均匀涂抹在脸颊区域；涂抹时，可使用适度的压力；在这个过程中，有轻微酸胀感是正常的。

  推荐的按压力度：●●●○○

改善法令纹护肤操

（1）轻柔地闭上眼睛，将抗皱精华均匀涂抹在法令纹区域；（2）嘴巴呈抿嘴状，双手食指指腹用适当的力度按住法令纹下端，向颧骨滑动，重复上述动作1分钟。

学习改善法令纹的运动

▶ 点按法令纹 ◀

1 **准备** 面部自然放松；轻轻地闭上双眼，眼睛完全放松；双手自然握拳，食指呈 7 字形。

2 **定位** 找到法令纹区域（通常在鼻翼侧面到嘴角附近）。

3 **动作** 呈 7 字形的食指慢慢、轻轻地按压法令纹区域；一边按压，一边调整力度，将其调整至有轻微酸痛感的程度即可；以合适、稳定的力度按压整个法令纹区域至规定的时间。

力度适宜： 将点按力度控制在产生轻微酸痛感的范围内，不要过于用力，也不要拉扯皮肤。

定位准确： 确保食指精准点按法令纹区域。

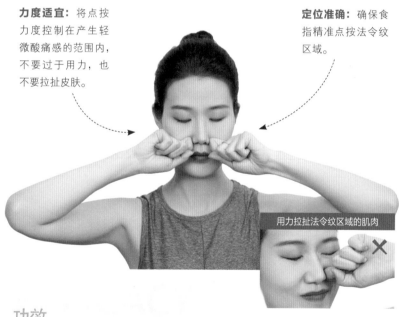

用力拉扯法令纹区域的肌肉 ✕

功效

减轻面部肌肉的紧张、僵硬，缓解面部疲劳。

改善局部血液循环，让组织获得更多的养分，提升皮肤的弹性和紧致度。

▶ 舌尖魔法 ◀

1 准备 面部自然放松；轻轻地闭上双眼，眼睛完全放松。

2 定位 找到法令纹区域（通常在鼻翼侧面到嘴角附近）。

3 动作 将舌尖放在目标侧法令纹区域对应的口腔内壁，然后用舌尖顶住这个位置并慢慢向外推动，逐渐撑开这里的肌肉；重复上述动作至规定的时间，换对侧重复。

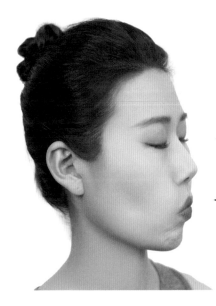

定位准确： 确保舌尖顶住法令纹区域对应的口腔内壁。

力度适宜： 将推动力度控制在合适的范围内，避免过度用力。

功效

提升提上唇肌和提上唇鼻翼肌的柔韧性与活动能力。

改善局部血液循环，让组织获得更多的养分，提升皮肤的弹性和紧致度。

▶ 切割法令纹 ◀

1 **准备** 面部自然放松；轻轻地闭上双眼，眼睛完全放松；双手自然握拳，食指伸出。

2 **定位** 找到法令纹区域（通常在鼻翼侧面到嘴角附近）。

3 **动作** 食指放在法令纹区域并施加一定的压力，然后沿着纹路，交替进行上提、下移的动作；在过程中，体会手指按压、上提和下移带来的感觉，找到适合自己的力度和节奏；重复上述动作至规定的时间。

力度适宜： 将按压力度控制在产生轻微酸痛感的范围内。

定位准确： 确保食指沿着法令纹的纹路上提、下移。

速度均匀： 上提、下移的速度尽量保持不变，避免过快或过慢。

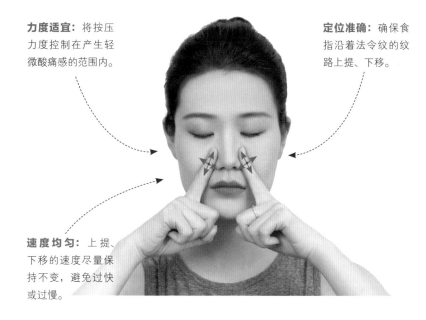

功效

提升提上唇肌的力量、柔韧性和弹性，减少其紧张。

减少法令纹区域的筋膜粘连，提升肌肉活动能力和皮肤紧致度。

▶ 拉伸法令纹 ◀

1 **准备** 面部自然放松；轻轻地闭上双眼，眼睛完全放松。

2 **定位** 找到法令纹区域（通常在鼻翼侧面到嘴角附近）。

3 **动作** 一侧手的手掌放在目标侧法令纹的上方，注意掌心与该区域皮肤完全贴合；手掌向上提拉，嘴角向远离手掌的方向移动，感受法令纹被撑开的感觉；边提拉边调整，找到适合自己的力度和节奏；重复上述动作至规定的时间，换对侧重复。

力度适宜：将提拉力度控制在合适的范围内，不要过于用力，也不要拉扯皮肤。

定位准确：确保手掌放在法令纹上方区域。

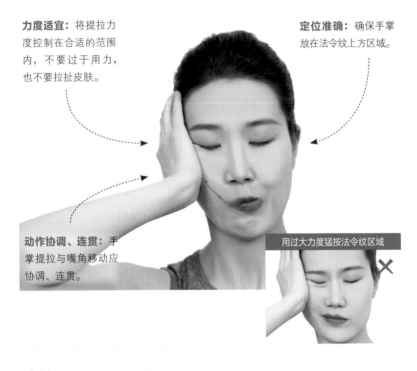

动作协调、连贯：手掌提拉与嘴角移动应协调、连贯。

用过大力度猛按法令纹区域

功效

减少肌肉紧张、僵硬，提升肌肉的柔韧性和弹性。
强化面部肌肉，增强面部立体感，改善面部轮廓。

每日练一练，改善法令纹

A 计划：法令纹改善（高级）

A 计划适合纹路较重的人群，建议在早上和晚上各练习一遍。

①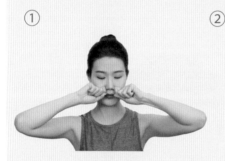

点按法令纹
1 分钟 ×4 组

②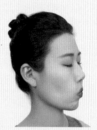

舌尖魔法
30 秒 ×4 组

③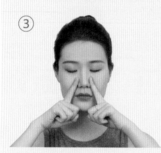

切割法令纹
40 秒 ×4 组

④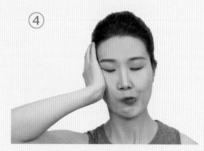

拉伸法令纹
40 秒 ×4 组

B 计划：法令纹改善（初级）

B 计划适合纹路较轻的人群，建议在早上或晚上练习一遍。

①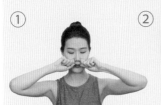

②

③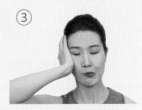

点按法令纹
1 分钟 ×3 组

舌尖魔法
30 秒 ×3 组

拉伸法令纹
40 秒 ×3 组

预防法令纹，试试这样做！

如果你想预防法令纹，那么建议在晚上练习下述动作。

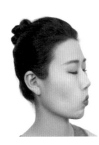 →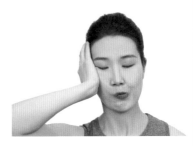

舌尖魔法
30 秒 ×2 组

拉伸法令纹
40 秒 ×2 组

温馨提示 对于所有计划来说，涂抹护肤品后练习效果更佳。

写下你的练习记录和心得

改善木偶纹

08.

认识木偶纹，
了解改善思路

木偶纹指从嘴角向下延伸的纹路，形似括号，也称括号纹。
出现木偶纹说明面部经常出现表达焦虑、难过等情绪的表情，导致
嘴角附近的肌肉过度紧张，失去弹性。

木偶纹的产生
与哪些面部组织
有关
降口角肌
降下唇肌

这两块肌肉通常一起收
缩，向下拉动嘴角。它
们属于表达很多负面情
绪的表情肌，因此，长
期处于焦虑、难过情绪
中会导致嘴角下垂，出
现木偶纹。

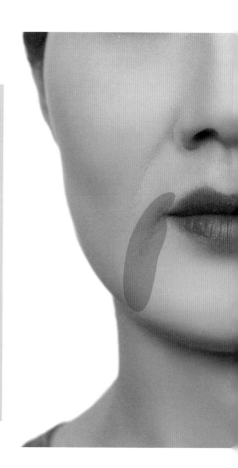

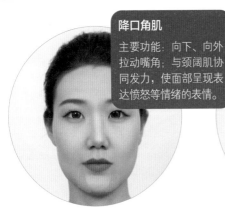

降口角肌

主要功能：向下、向外拉动嘴角；与颈阔肌协同发力，使面部呈现表达愤怒等情绪的表情。

降下唇肌

主要功能：作为降口角肌的协同肌，两侧降下唇肌同时发力，可将下唇中间 1/3 的部分朝正下方拉动。

如何改善木偶纹

- 放松下述紧张组织：降口角肌和降下唇肌。

- 避免下述变丑习惯：（1）习惯性皱眉；（2）频繁抿嘴；（3）长期心理压力大，处于焦虑、难过等情绪中。

- 以正确手法涂抹护肤品：用指腹取适量的护肤品，沿着木偶纹的纹路，自上而下地将其均匀涂抹在嘴角区域；涂抹时，可使用适度的压力。

推荐的按压力度：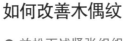

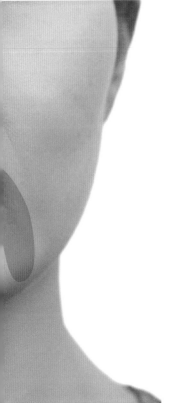

护肤操 改善木偶纹

（1）轻柔地闭上眼睛，将护肤品均匀涂抹在木偶纹区域；（2）嘴巴闭合并呈自然微笑状态，双手食指关节用适当的力度点按木偶纹，重复上述动作 1 分钟。

学习改善木偶纹的运动

▶ **点按木偶纹** ◀

1 **准备** 面部自然放松；轻轻地闭上双眼，眼睛完全放松；双手自然握拳，食指伸出。

2 **定位** 找到木偶纹区域（通常在嘴角附近）。

3 **动作** 双手食指慢慢、轻轻地按压木偶纹区域；一边按压，一边调整力度，将其调整至有轻微酸痛感的程度即可；以合适、稳定的力度按压整个木偶纹区域至规定的时间。

力度适宜： 将点按力度控制在产生轻微酸痛感的范围内，不要过于用力，也不要拉扯皮肤。

定位准确： 确保食指精准点按木偶纹区域。

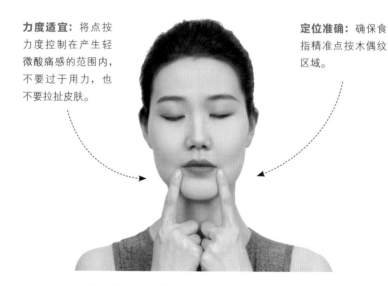

功效

放松降口角肌和降下唇肌，减少其紧张、僵硬。

▶ 拉伸木偶纹 ◀

1 **准备** 面部自然放松；轻轻地闭上双眼，眼睛完全放松。

2 **定位** 找到木偶纹区域（通常在嘴角附近）。

3 **动作** 将舌尖放在目标侧木偶纹区域对应的口腔内壁，然后用舌尖顶住这个位置并慢慢向外推动，逐渐撑开嘴角下方肌肉；重复上述动作至规定的时间，换对侧重复。

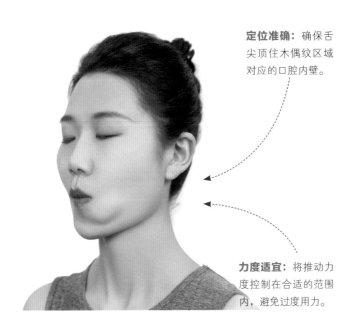

定位准确： 确保舌尖顶住木偶纹区域对应的口腔内壁。

力度适宜： 将推动力度控制在合适的范围内，避免过度用力。

功效

减少嘴角下方肌肉的紧张、僵硬和粘连。

改善局部血液循环，让组织获得更多的养分，提升皮肤的弹性和紧致度。

优化神经系统的调节，进一步影响肌肉的功能和形态。

▶ 撑开木偶纹 ◀

1 **准备** 面部自然放松；轻轻地闭上双眼，眼睛完全放松。

2 **定位** 找到木偶纹区域（通常在嘴角附近）。

3 **动作** 让气体充满嘴巴下方的口腔，使木偶纹区域被撑开，保持上述
动作 5 秒后放松；在过程中，体会木偶纹区域产生的牵拉感；重复上
述动作至规定的时间。

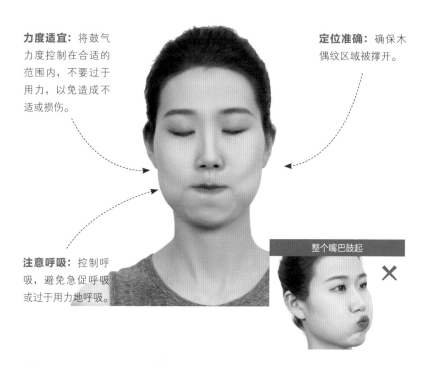

力度适宜： 将鼓气力度控制在合适的范围内，不要过于用力，以免造成不适或损伤。

定位准确： 确保木偶纹区域被撑开。

注意呼吸： 控制呼吸，避免急促呼吸或过于用力地呼吸。

整个嘴巴鼓起

功效

放松相关的面部肌肉，减少其紧张、僵硬。

恢复降口角肌和降下唇肌的长度，使其功能得到改善。

▶ 揉压木偶纹 ◀

1 **准备** 面部自然放松；轻轻地闭上双眼，眼睛完全放松；一侧手的拇指戴干净的指套。

2 **定位** 找到木偶纹区域（通常在嘴角附近）。

3 **动作** 将大拇指放入口中，在目标侧木偶纹所在区域提供支撑，食指慢慢、轻轻、自下而上地揉压该侧木偶纹区域；一边揉压，一边调整力度，将其调整至有轻微酸痛感的程度即可；以合适、稳定的力度揉压该侧整个木偶纹区域至规定的时间，换对侧重复。

力度适宜： 将揉压力度控制在产生轻微酸痛感的范围内，不要过于用力，也不要拉扯皮肤。

定位准确： 确保食指精准揉压木偶纹区域。

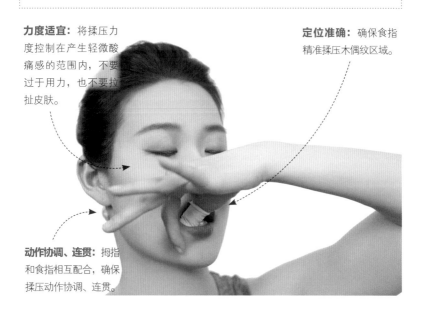

动作协调、连贯： 拇指和食指相互配合，确保揉压动作协调、连贯。

功效

恢复嘴角下方肌肉、筋膜的弹性，使皮肤和肌肉更紧致。

每日练一练，改善木偶纹

A 计划：木偶纹改善（高级）

A 计划适合纹路较重的人群，建议在早上和晚上各练习一遍。

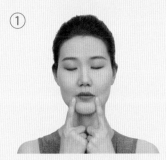

① 点按木偶纹
1 分钟 ×4 组

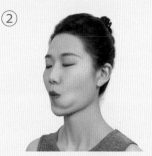

② 拉伸木偶纹
40 秒 ×4 组

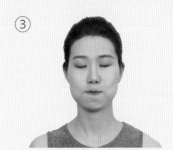

③ 撑开木偶纹
1 分钟 ×4 组

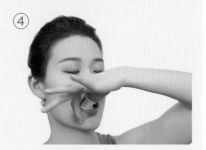

④ 揉压木偶纹
1 分钟 ×4 组

B 计划：木偶纹改善（初级）

B 计划适合纹路较轻的人群，建议在早上或晚上练习一遍。

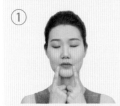 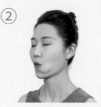 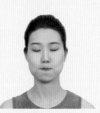

点按木偶纹
1 分钟 ×3 组

拉伸木偶纹
40 秒 ×3 组

撑开木偶纹
1 分钟 ×3 组

预防木偶纹，试试这样做！

如果你想预防木偶纹，那么建议在早上或中午练习下述动作。

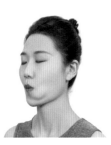 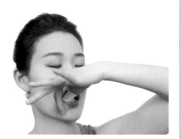

拉伸木偶纹
40 秒 ×2 组

揉压木偶纹
40 秒 ×2 组

温馨提示　对于所有计划来说，涂抹护肤品后练习效果更佳。

写下你的练习记录和心得

"

9 ●———————————— 077~086

改善颈纹

09.

认识颈纹，
了解改善思路

颈纹 指颈部出现的纹路，通常出现在颈部的前侧和后侧。颈纹的出现说明日常体态不良，长期处于低头状态，导致颈部肌肉紧张、无力，皮肤变得松弛。

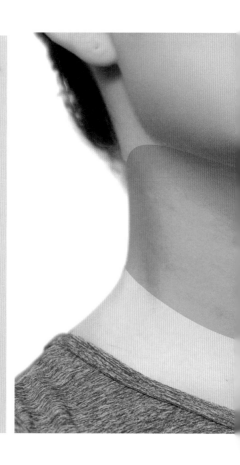

颈纹的产生与哪些颈部组织有关

颈阔肌
胸锁乳突肌

这两块肌肉的主要功能：支撑和保护头部。在旋转头部及屈伸、侧屈颈部时，胸锁乳突肌和颈阔肌会同时收缩，后者起辅助作用。长期的低头会使颈部皮肤受到牵拉和挤压，进而使皮肤松弛、褶皱增加，导致颈纹的出现。

颈阔肌

主要功能：下拉嘴角，使颈部皮肤起褶皱；辅助颈部屈曲、侧屈、伸展。

胸锁乳突肌

主要功能：使颈部屈曲、侧屈、伸展；使头部向一侧旋转；上提胸廓，辅助吸气。

如何改善颈纹

● 放松下述紧张组织：颈阔肌和胸锁乳突肌。

● 避免下述变丑习惯：（1）长期低头；（2）长期处于焦虑、愤怒情绪中；（3）趴着睡觉。

● 以正确手法涂抹护肤品：用指腹取适量的护肤品，沿着颈纹的纹路，将其均匀涂抹在颈部有颈纹的区域；涂抹时，可使用适度的压力；在这个过程中，有轻微酸痛感是正常的。

推荐的按压力度：●●●○○

改善颈纹护肤操

（1）轻柔地闭上眼睛，将护肤品均匀涂抹在颈纹区域；（2）张大嘴巴，然后头部上抬，面朝天花板方向，轻柔地闭上嘴巴，此时颈部前侧有牵拉感；（3）双手握拳，指关节放在锁骨区域，然后向下颌区域轻轻推动，重复上述动作1分钟。

学习改善颈纹的运动

▶ 点按颈纹 ◀

1 **准备** 在颈部涂抹护肤品；头部慢慢向后仰，感受颈部产生的牵拉感，找到让自己感到舒适又能充分伸展颈部前侧肌肉的后仰角度；目标侧手自然握拳。

2 **定位** 找到颈纹区域（通常在颈部前侧）。

3 **动作** 未握拳手放在目标侧锁骨处，手掌与锁骨完全贴合并向下施加一定的压力，确保锁骨处的肌肉被固定住；握拳手的指关节对准目标侧颈纹，交替进行小幅度且有节奏的下压、上提动作，仿佛指关节在纹路上轻盈跳动；边做动作边调整，找到适合自己的力度和节奏；重复上述动作至规定的时间，换对侧重复。

定位准确： 确保食指指关节在颈纹的纹路上下压、上提。

后仰角度适宜： 头部后仰角度不能太大，否则会产生不适或损伤；也不能太小，否则不能充分拉伸颈部肌肉。

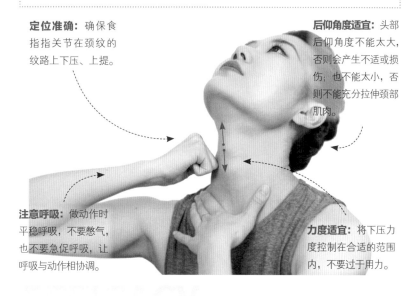

注意呼吸： 做动作时平稳呼吸，不要憋气，也不要急促呼吸，让呼吸与动作相协调。

力度适宜： 将下压力度控制在合适的范围内，不要过于用力。

功效

放松颈部肌肉，减少其紧张、僵硬。

改善局部血液循环，让组织获得更多的养分，提升皮肤的弹性和紧致度。

▶ 颈部舒缓 ◀

1 **准备** 在颈部涂抹护肤品；头部慢慢向后仰约60度，伸展颈部前侧肌肉；下颌稍稍向前伸，放松颈部前侧肌肉；双手自然握拳。

2 **定位** 找到颈纹区域（通常在颈部前侧）。

3 **动作** 双手指关节放在锁骨上沿处，然后慢慢地向上推动，直至到达下颌处，仿佛在用指关节抚平颈部肌肤；双手到达有颈纹的地方时应适当提升推动的力度；在过程中，体会指关节推动带来的感觉，调整推动的力度和速度，找到适合自己的力度和节奏；重复上述动作至规定的时间。

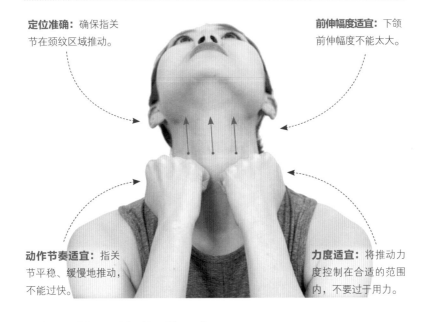

定位准确： 确保指关节在颈纹区域推动。

前伸幅度适宜： 下颌前伸幅度不能太大。

动作节奏适宜： 指关节平稳、缓慢地推动，不能过快。

力度适宜： 将推动力度控制在合适的范围内，不要过于用力。

功效

放松颈部前侧肌肉，减少其紧张、僵硬，使颈部肌肉更平衡。
改善局部血液循环，刺激颈部深处组织，提升肌肉、皮肤的弹性和紧致度。

▶ 拉伸颈纹 ◀

1 **准备** 面部自然放松；轻轻地闭上双眼，眼睛完全放松；嘴巴轻轻张开（幅度为全张开的三分之一）。

2 **定位** 找到颈部下方的锁骨区域。

3 **动作** 双手放在锁骨处，手指轻轻按压锁骨；头部慢慢地向上抬，过程中头部保持稳定，不要晃动，感受颈部前侧产生的牵拉感，保持一段时间；双手和头部保持不动，嘴巴缓慢地闭合，让颈部前侧的牵拉感逐渐增强，保持一段时间；重复上述动作至规定的时间。

力度适宜： 双手按压锁骨的力度应适宜，不要过于用力，但要固定住锁骨。

定位准确： 确保双手精准按压锁骨。

速度适宜： 头部上抬和嘴巴闭合应轻柔、缓慢，切忌猛然、用力做动作。

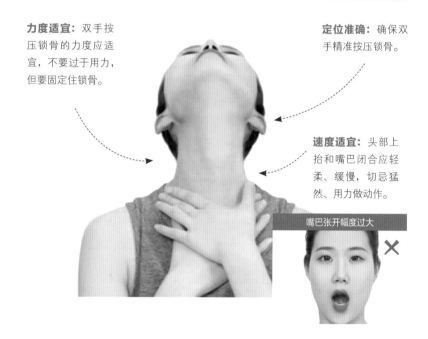

嘴巴张开幅度过大

功效

拉伸颈部前侧肌肉，提升其柔韧性和延展性，使颈部肌肉更平衡。
拉伸口腔区域肌肉，减少其对颈部肌肉的牵拉，从而伸展颈部肌肉。
改善局部血液循环，提升皮肤的弹性和紧致度。

▶ 拉伸单侧颈纹 ◀

1 **准备** 面部自然放松；轻轻地闭上双眼，眼睛完全放松。
2 **定位** 找到颈部下方的锁骨区域。
3 **动作** 一侧手放在对侧（目标侧）锁骨处，手指轻轻按压锁骨，对侧手放在该侧手上辅助按压；头部慢慢向非目标侧转动约45度，然后慢慢向上抬约30度，过程中感受目标侧颈部的前侧产生的牵拉感，保持一段时间；重复上述动作至规定的时间。

定位准确：确保手精准按压锁骨。

力度适宜：手按压锁骨的力度应适宜，不要过于用力，但要固定住锁骨处的肌肉。

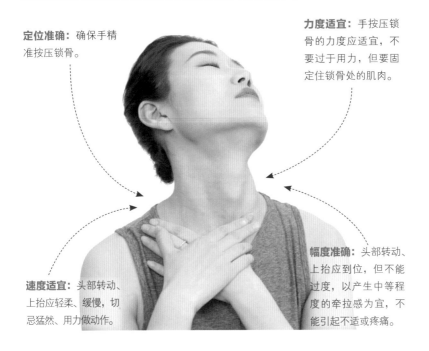

速度适宜：头部转动、上抬应轻柔、缓慢，切忌猛然、用力做动作。

幅度准确：头部转动、上抬应到位，但不能过度，以产生中等程度的牵拉感为宜，不能引起不适或疼痛。

功效

拉伸颈部侧面肌肉，提升其柔韧性和延展性。
改善局部血液循环，提升皮肤的弹性和紧致度。

每日练一练，改善颈纹

A 计划：颈纹改善（高级）

A 计划适合纹路较重的人群，建议在早上和晚上各练习一遍。

①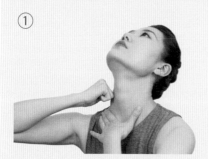

点按颈纹
40 秒 ×4 组

②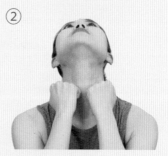

颈部舒缓
1 分钟 ×4 组

③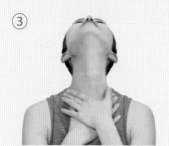

拉伸颈纹
40~60 秒 ×4 组

④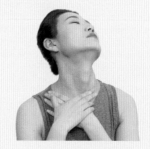

拉伸单侧颈纹
30 秒 ×4 组

B 计划：颈纹改善（初级）

B 计划适合纹路较轻的人群，建议在中午或晚上练习一遍。

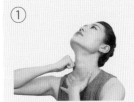

① 点按颈纹
40 秒 ×3 组

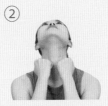

② 颈部舒缓
1 分钟 ×3 组

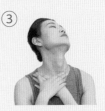

③ 拉伸单侧颈纹
30 秒 ×3 组

预防颈纹，试试这样做！

如果你想预防颈纹，那么建议在早上练习下述动作。

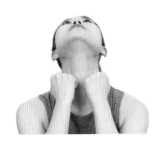

颈部舒缓
1 分钟 ×2 组

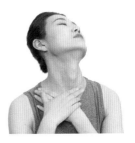

拉伸单侧颈纹
30 秒 ×2 组

温馨提示　对于所有计划来说，涂抹护肤品后练习效果更佳。

改善太阳穴凹陷

认识太阳穴凹陷，了解改善思路

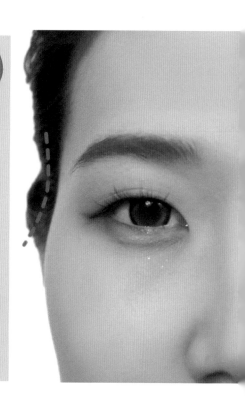

太阳穴指额头两侧、眼眶外侧上方区域，也被称为颞部。太阳穴凹陷即颞部凹陷，会导致额部显得狭窄，整个脸呈菱形，显得衰老。

颞肌

主要功能：主要咀嚼肌，与其他咀嚼肌协同工作，帮助咀嚼和咬碎食物；抬升下颌骨，还参与下颌骨的后缩；在一定程度上参与头部姿势和稳定的维持。

太阳穴凹陷的产生与哪些面部组织有关

颞肌

颞筋膜

颞肌属于咀嚼肌，容易紧张、僵化。颞筋膜包裹颞肌，当颞肌紧张、僵化时，颞筋膜会拉动太阳穴区域的筋膜组织，使其产生粘连，导致该区域凹陷。

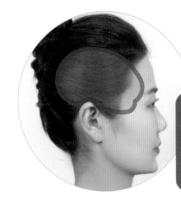

颞筋膜

主要功能：作为覆盖在颞骨表面、包裹颞肌的结缔组织，其张力和状态会影响面部的外扩程度和线条。

如何改善太阳穴凹陷

● 放松下述紧张组织：颞肌和颞筋膜。

● 避免下述变丑习惯：（1）长期吃耐嚼和过硬的食物；（2）长期心理压力大，处于焦虑情绪中；（3）过度说话，过度使用面部表情。

● 以正确手法涂抹护肤品：用指腹取适量的护肤品，将其均匀地涂抹在太阳穴区域；涂抹时，可使用适度的压力；在这个过程中，太阳穴区域微微发热是正常的。

推荐的按压力度：● ○ ○ ○ ○

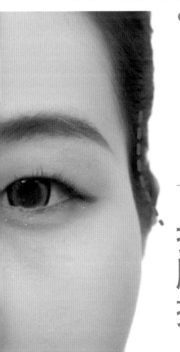

改善太阳穴凹陷护肤操

（1）轻柔地闭上眼睛，将护肤品均匀涂抹在太阳穴区域；（2）双手食指和中指指尖放在太阳穴区域，用适度的压力轻柔打圈、按压，重复上述动作1~2分钟。

学习改善太阳穴凹陷的运动

▶ 点按颞肌 ◀

1 **准备** 面部自然放松；轻轻地闭上双眼，眼睛完全放松；双手自然握拳。

2 **定位** 找到太阳穴附近的颞肌区域。

3 **动作** 双手指关节放在颞肌区域并施加一定的压力，然后缓慢、匀速画圈；在过程中，体会指关节按压和画圈带来的感觉，调整按压力度和画圈速度，找到适合自己的力度和节奏，注意，产生酸痛感是正常的；重复上述动作至规定的时间。

力度适宜： 将按压力度控制在适宜的范围内，以最大力度的50%~60% 为宜。

定位准确： 确保双手在颞肌区域按压、打圈，不能直接点按太阳穴。

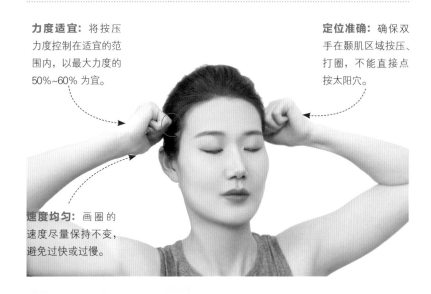

速度均匀： 画圈的速度尽量保持不变，避免过快或过慢。

功效

放松颞肌及其周围的筋膜。

松解颞肌，促进血液循环，缓解其紧张和僵硬。

▶ 改善面部轮廓 ◀

1 **准备** 面部自然放松；轻轻地闭上双眼，眼睛完全放松；双手自然握
拳，食指呈 7 字形。

2 **定位** 找到位于脸颊的颧骨区域和位于太阳穴下方的颧弓区域。

3 **动作** 呈 7 字形的食指放在颧骨肌肉的内侧、靠近鼻翼的位置，然后
慢慢向外刮动，直至到达颧弓附近；边刮动边调整，找到适合自己的
刮动力度和节奏；重复上述动作至规定的时间。

力度适宜： 食指刮动
的力度要适宜，不要
过于用力，也不要拉
扯皮肤。

定位准确： 确保食指
从颧骨肌肉内侧刮动
至颧弓附近。

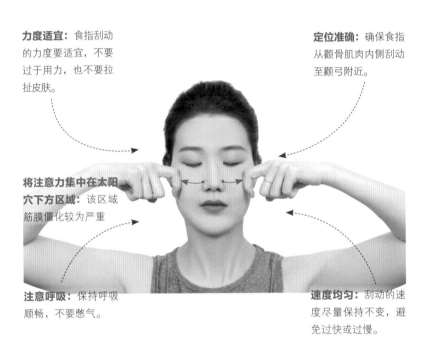

**将注意力集中在太阳
穴下方区域：** 该区域
筋膜僵化较为严重

注意呼吸： 保持呼吸
顺畅，不要憋气。

速度均匀： 刮动的速
度尽量保持不变，避
免过快或过慢。

功效

松解太阳穴下方僵硬的筋膜，使其变得柔软、有弹性。

松解颧骨附近的肌肉，改善面部轮廓，使面部线条更加流畅、自然，
提升整体的美观度。

▶ 丰盈太阳穴 ◀

1 **准备** 将一根磨牙棒或筷子放入嘴巴里并轻轻咬住。

2 **定位** 找到位于头部两侧的太阳穴区域。

3 **动作** 双手手掌放在太阳穴区域并施加一定的压力，使掌心与太阳穴紧密接触，手指自然贴合头部侧面；双手保持按压力度，缓慢上提，同时有节奏地睁眼、闭眼；边做动作边调整，找到适合自己的按压力度和动作节奏；重复上述动作至规定的时间。

力度适宜： 牙齿咬磨牙棒或筷子的力度要适宜，约为最大力度的30%；手掌按压的力度要适宜，不要过于用力。

定位准确： 确保于掌精准按压太阳穴。

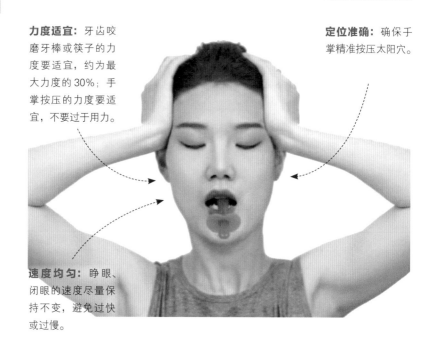

速度均匀： 睁眼、闭眼的速度尽量保持不变，避免过快或过慢。

功效

调整咬合关系，使其更加协调。

减轻太阳穴周围肌肉的紧绷感，舒缓压力。

提高太阳穴周围肌肉的弹性和收缩能力。

放松眼部肌肉，缓解眼部的疲劳感和酸胀感。

▶ 刺激太阳穴 ◀

1 **准备** 面部自然放松；轻轻地闭上双眼，眼睛完全放松。
2 **定位** 找到位于头部两侧的太阳穴区域。
3 **动作** 双手手掌放在太阳穴区域并施加一定的压力，使掌心与太阳穴紧密接触，手指自然贴合头部侧面；双手保持按压力度，缓慢上提；缓慢地张开嘴巴（幅度为全张开的三分之二），然后缓慢地闭合嘴巴，过程中注意感受太阳穴附近肌肉的收缩；重复上述动作，完成规定的次数。

力度适宜： 手掌按压和上提的力度要适宜，不要过于用力。

定位准确： 确保手掌精准按压太阳穴。

速度均匀： 张开、闭合嘴巴的速度尽量保持不变，避免过快或过慢。

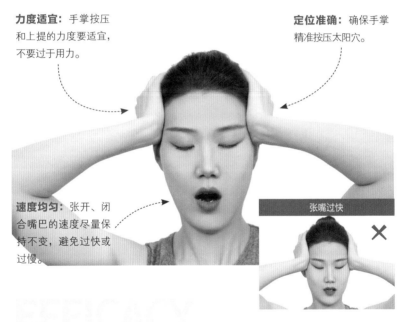

张嘴过快

✕

EFFICACY
功效

舒展颞肌，提高其柔韧性和延展性。

增强颞肌的力量和耐力。

促进太阳穴区域的血液循环，使肌肉获得更多的氧气和营养物质，加快代谢废物的排出。

恢复颞筋膜的弹性，使其能够更好地支撑和保护太阳穴区域的软组织。

每日练一练，改善太阳穴凹陷

A 计划：太阳穴凹陷改善（高级）

A 计划适合凹陷较重的人群，建议在早上和晚上各练习一遍。

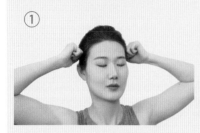

① 点按颞肌
1 分钟 ×4 组

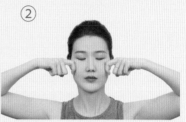

② 改善面部轮廓
1 分钟 ×4 组

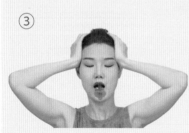

③ 丰盈太阳穴
2 分钟 ×4 组

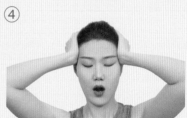

④ 刺激太阳穴
25~30 次 ×4 组

B 计划：太阳穴凹陷改善（初级）

B 计划适合凹陷较轻的人群，建议在早上或中午练习一遍。

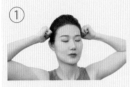

① 点按颞肌
1 分钟 ×4 组

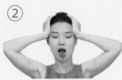

② 丰盈太阳穴
2 分钟 ×3 组

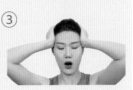

③ 刺激太阳穴
25 次 ×4 组

预防太阳穴凹陷，试试这样做！

如果你想预防太阳穴凹陷，那么建议在早上练习下述动作。

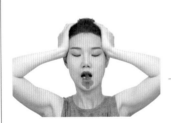

丰盈太阳穴
1 分钟 ×3 组

→

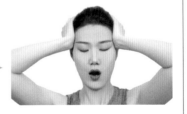

刺激太阳穴
25 次 ×3 组

温馨提示 对于所有计划来说，涂抹护肤品后练习效果更佳。

11

改善脸颊凹陷

11.

认识脸颊凹陷，了解改善思路

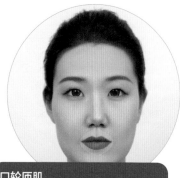

脸颊凹陷指脸颊区域的皮肤和皮下组织出现下陷，这通常会让面部看起来不够饱满。

出现脸颊凹陷往往说明长期咀嚼耐嚼和过硬的食物，导致脸颊区域的表情肌紧张、僵化，皮肤弹性下降，面部显得衰老。

口轮匝肌
主要功能：闭合嘴巴，外翻嘴唇（做噘嘴、吹口哨等动作时嘴唇的状态）。

脸颊凹陷的产生与哪些面部组织有关
口轮匝肌
颊肌

这两块肌肉与吮吸、噘嘴等动作有关。频繁做这些动作，会导致这两块肌肉过度用力，产生粘连，变得紧张，还可能使脸颊的脂肪减少，造成脸颊区域产生凹陷。

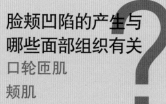
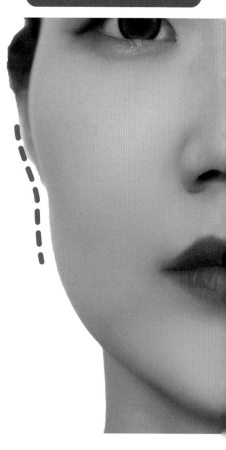

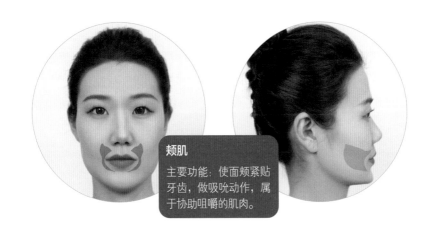

颊肌

主要功能：使面颊紧贴牙齿，做吸吮动作，属于协助咀嚼的肌肉。

如何改善脸颊凹陷

- 放松下述紧张组织：口轮匝肌和颊肌。

- 避免下述变丑习惯：（1）长期咀嚼耐嚼和过硬的食物；（2）习惯性噘嘴或嘟嘴；（3）习惯性地将脸颊的肌肉向内吸。

- 以正确手法涂抹护肤品：用指腹取适量的护肤品，将其均匀地涂抹在脸颊区域；涂抹时，可使用适度的压力；在这个过程中，有轻微酸痛感是正常的。

  推荐的按压力度：●●○○○○

改善脸颊凹陷护肤操

（1）轻柔地闭上眼睛，将护肤品均匀涂抹在脸颊区域；（2）双手食指和中指指尖放在脸颊穴区域，同时让脸颊鼓起，感受脸颊与手指间的对抗，然后手指用适度的压力在脸颊区域轻柔打圈、按压，重复上述动作2分钟。

学习改善脸颊凹陷的运动

▶ **舒展脸颊肌肉** ◀

1 **准备** 面部自然放松；轻轻地闭上双眼，眼睛完全放松；上唇和下唇缓缓地抿合；双手自然握拳。

2 **定位** 找到位于鼻子两侧的脸颊区域。

3 **动作** 双手指关节放在脸颊区域的后部并施加一定的压力，然后向脸颊区域的前部移动；移动过程中，对脸颊凹陷处肌肉的筋膜进行松解；重复上述动作至规定的时间。

力度适宜： 指关节按压的力度要适宜，约为最大力度的30%，不要大力揉搓。

定位准确： 确保双手在脸颊区域移动。

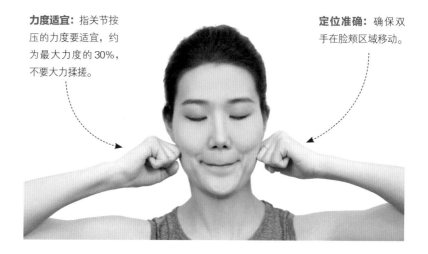

功效

刺激口轮匝肌和颊肌，使其活跃起来。

松解脸颊凹陷处肌肉的筋膜。

促进脸颊区域的血液循环，使肌肉获得更多的氧气和营养物质，加快代谢废物的排出。

提升对脸颊肌肉状态和变化的感知。

1 **准备** 面部自然放松；轻轻地闭上双眼，眼睛完全放松；一侧手的拇指戴干净的指套。

2 **定位** 找到位于鼻子两侧的脸颊区域。

3 **动作** 将大拇指放入口中，放在目标侧脸颊区域，然后慢慢地向外推动，感受脸颊区域肌肉被拉长的感觉；大拇指慢慢地收回；重复上述动作至规定的时间，换对侧重复。

定位准确： 确保大拇指在脸颊区域推动、收回。

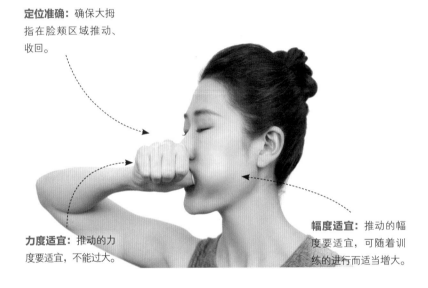

力度适宜： 推动的力度要适宜，不能过大。

幅度适宜： 推动的幅度要适宜，可随着训练的进行而适当增大。

EFFICACY

功效

拉长脸颊区域肌肉，使其充分伸展、柔韧性提升。

恢复筋膜的原有弹性，使其能更好地与肌肉协同工作，提升面部的紧致度。

改善脸颊肌肉的收缩和伸展功能，使其运作更加协调。

促进脸颊区域的血液循环，使肌肉获得更多的氧气和营养物质，加快代谢废物的排出。

▶ 刺激脸颊 ◀

1 **准备** 面部自然放松；轻轻地闭上双眼，眼睛完全放松；双手自然握拳，食指和中指伸出。

2 **定位** 找到位于鼻子两侧的脸颊区域。

3 **动作** 双手食指和中指放在脸颊区域的中间并施加一定的压力；脸颊缓慢、均匀地鼓起，感受脸颊与手指之间的对抗；重复上述动作至规定的时间。

力度适宜： 手指按压的力度要适宜，可在脸颊鼓起的过程中调整。

定位准确： 确保双手精准按压脸颊区域。

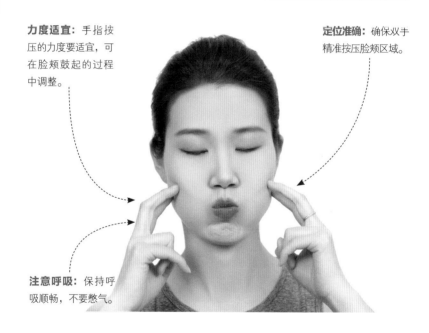

注意呼吸： 保持呼吸顺畅，不要憋气。

EFFICACY

功效

刺激口轮匝肌和颊肌，使其力量提升。

提升脸颊肌肉弹性，使面部更加紧致。

促进脸颊区域的血液循环，使肌肉获得更多的氧气和营养物质，加快代谢废物的排出。

1 `准备` 面部自然放松；轻轻地闭上双眼，眼睛完全放松。

2 `定位` 找到位于鼻子两侧的脸颊区域。

3 `动作` 舌尖移动至目标侧脸颊区域并与该区域紧密接触，然后以一定的力度缓慢地向外顶，确保施力均匀且持续，感受脸颊区域肌肉被拉长的感觉；在这个过程中，舌尖出现轻微的酸疼感是正常的；重复上述动作至规定的时间，换对侧重复。

力度适宜： 舌尖向外顶力度要适宜，约为最大力度的60%，且施力不能忽大忽小、断断续续。

定位准确： 确保舌尖顶住脸颊区域。

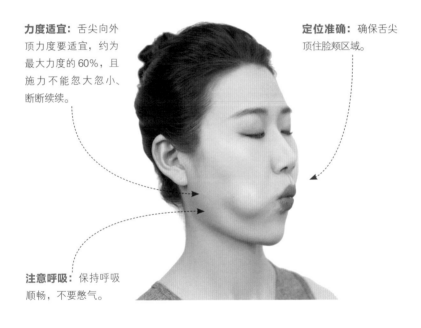

注意呼吸： 保持呼吸顺畅，不要憋气。

功效

提升脸颊区域肌肉的力量和弹性。

改善脸颊区域肌肉的僵硬状态。

每日练一练，改善脸颊凹陷

A 计划：脸颊凹陷改善（高级）

A 计划适合凹陷较重的人群，建议在中午和晚上各练习一遍。

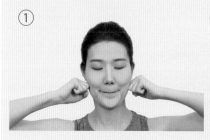

① 舒展脸颊肌肉
1 分钟 × 4 组

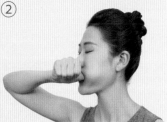

② 强化脸颊肌肉
30 秒 × 4 组

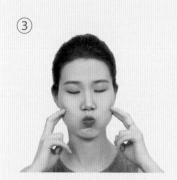

③ 刺激脸颊
30 秒 × 4 组

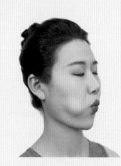

④ 丰盈脸颊
30 秒 × 4 组

B 计划：脸颊凹陷改善（初级）

B 计划适合凹陷较轻的人群，建议在早上或中午练习一遍。

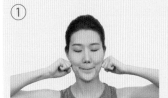
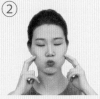
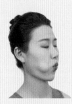

① 舒展脸颊肌肉
1 分钟 ×4 组

② 刺激脸颊
30 秒 ×4 组

③ 丰盈脸颊
30 秒 ×4 组

预防脸颊凹陷，试试这样做！

如果你想预防脸颊凹陷，那么建议在早上练习下述动作。

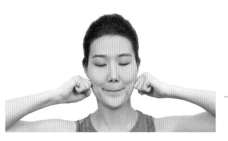
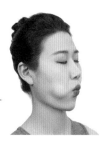

舒展脸颊肌肉
1 分钟 ×2 组

丰盈脸颊
30 秒 ×2 组

温馨提示 对于所有计划来说，涂抹护肤品后练习效果更佳。

12

107~116

改善鼻基底凹陷

12.

认识鼻基底凹陷，了解改善思路

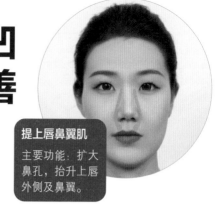

提上唇鼻翼肌

主要功能：扩大鼻孔，抬升上唇外侧及鼻翼。

鼻基底凹陷指鼻子底部与上嘴唇之间区域出现的比较明显的凹陷，会导致鼻子看起来较低，不够挺拔，同时还可能引起法令纹的出现，使面部显得衰老。

鼻基底凹陷的产生与哪些面部组织有关 ？

提上唇鼻翼肌

鼻肌（翼部）

颧大肌

这三块肌肉同时收缩，会让鼻孔扩大，并将嘴角向上、向后、向外拉。习惯性耸鼻、长期鼻塞等，会导致鼻翼底部区域的肌肉紧张、产生粘连，造成鼻基底凹陷，还会使鼻头看起来变宽。

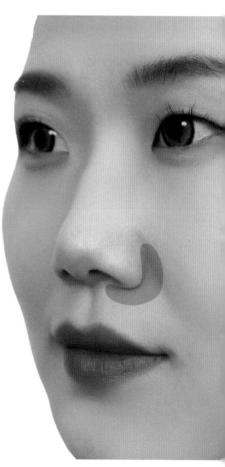

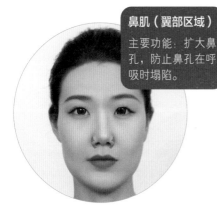

鼻肌（翼部区域）
主要功能：扩大鼻孔，防止鼻孔在呼吸时塌陷。

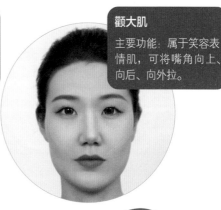

颧大肌
主要功能：属于笑容表情肌，可将嘴角向上、向后、向外拉。

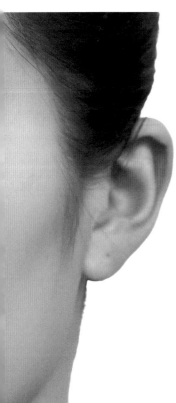

如何改善鼻基底凹陷 **?**

● 放松下述紧张组织：提上唇鼻翼肌、鼻肌和颧大肌。

● 避免下述变丑习惯：（1）习惯性耸鼻；（2）歪嘴笑；（3）面部经常呈现夸张的表情（如过度大笑、咆哮等）。

● 以正确手法涂抹护肤品：用指腹取适量的护肤品，将其均匀地涂抹在鼻子和上嘴唇之间的区域；涂抹时，可使用适度的压力；在这个过程中，有轻微酸痛感是正常的。

推荐的按压力度：●●◖○○○

改善鼻基底凹陷护肤操

（1）轻柔地闭上眼睛，将护肤品均匀涂抹在脸颊区域；（2）嘴巴闭合，让上嘴唇区域鼓起，提升鼻基底凹陷区域；（3）双手食指放在鼻基底区域，左右滚动并施加适度的压力，重复上述动作1分钟。

学习改善鼻基底凹陷的运动

▶ 点按鼻基底 ◀

1 **准备** 面部自然放松；轻轻地闭上双眼，眼睛完全放松；双手自然握拳。
2 **定位** 找到位于鼻翼两侧的鼻基底区域。
3 **动作** 双手食指的指关节慢慢、轻轻地按压鼻基底区域；食指一边按压，一边慢慢地匀速向斜上方推动，感受该区域肌肉产生的牵拉感；重复上述动作至规定的时间。

力度适宜： 手指按压的力度要适宜，不可过大。

定位准确： 确保双手精准点按鼻基底区域。

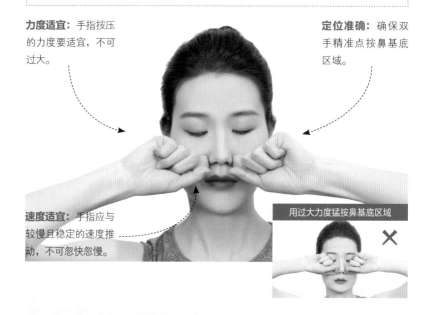

速度适宜： 手指应与较慢且稳定的速度推动，不可忽快忽慢。

用过大力度猛按鼻基底区域 ✕

功效

松解鼻基底凹陷区域粘连的筋膜，使筋膜之间的相互牵扯减少，让筋膜恢复更自然的状态。

强化提上唇鼻翼肌、鼻肌和颧大肌等肌肉，增强它们的收缩和伸展能力，帮助它们恢复原有的弹性和活力。

▶ 强化鼻基底肌肉 ◀

1 **准备** 面部自然放松；轻轻地闭上双眼，眼睛完全放松。

2 **定位** 找到位于鼻子两侧的鼻翼区域。

3 **动作** 进行几次深呼吸，让身体放松；舌尖抵住上颚，慢慢地让上唇
区域鼓起，感受该区域肌肉产生的紧绷感，同时用一侧手的大拇指和
食指捏住鼻翼，避免鼻肌代偿；保持鼓气和捏住鼻翼的状态一段时间，
然后轻轻地放松上唇和鼻翼；重复上述动作至规定的时间。

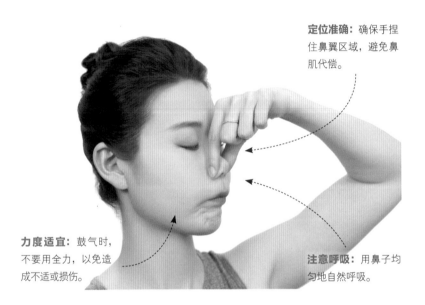

定位准确： 确保手捏住鼻翼区域，避免鼻肌代偿。

力度适宜： 鼓气时，不要用全力，以免造成不适或损伤。

注意呼吸： 用鼻子均匀地自然呼吸。

功效

激活提上唇鼻翼肌和颧大肌，使它们能协调工作。

增强提上唇鼻翼肌和颧大肌的力量和耐力，使它们更加紧实和有力，提升面部
整体美感。

▶ 放松鼻基底肌肉 ◀

1 **准备** 面部自然放松；轻轻地闭上双眼，眼睛完全放松。

2 **定位** 找到位于鼻翼两侧的鼻基底区域。

3 **动作** 舌尖以适当的力度稳稳地抵住目标侧鼻基底区域；保持该动作一段时间，期间专注于感受舌尖与鼻基底肌肉的对抗，然后慢慢地放松舌头；重复上述动作至规定的时间。

力度适宜： 舌尖适度用力，既不要用力过度，这样可能导致不适，也不要用力过小，这样可能效果不佳。

定位准确： 确保舌尖抵住鼻基底区域。

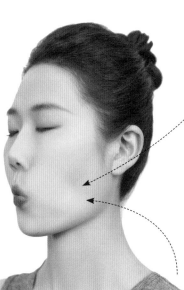

注意呼吸： 平稳地自然呼吸，避免憋气。

EFFICACY

功效

松解鼻基底凹陷区域粘连的筋膜，改善肌肉功能。

提升上唇鼻翼肌、鼻肌和颧大肌的弹性，使这些肌肉能更好地伸展和收缩，提升面部的紧致度。

▶ 鼻基底鼓气对抗 ◀

1 **准备** 面部自然放松；轻轻地闭上双眼，眼睛完全放松；双手自然握拳，食指和中指伸出。

2 **定位** 找到位于鼻翼两侧的鼻基底区域。

3 **动作** 双手食指和中指以一定的力度按压鼻基底区域；慢慢地让上唇区域鼓起，感受该区域肌肉的变化；上唇区域完全鼓起时，食指和中指与鼻基底区域对抗约 10 秒，然后放松上唇和手指；重复上述动作，完成规定的次数。

力度适宜： 按压和鼓气的力度适宜、均匀，避免局部过度用力。

定位准确： 确保手指精准按压鼻基底区域。

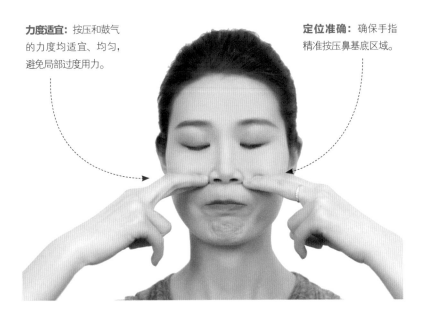

功效

刺激鼻基底区域的肌肉收缩和伸展，增强其力量。

每日练一练，改善鼻基底凹陷

A 计划：鼻基底凹陷改善（高级）

A 计划适合凹陷较重的人群，建议在早上和晚上各练习一遍。

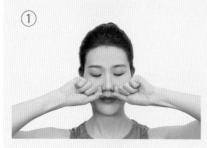

① 点按鼻基底
1 分钟 ×4 组

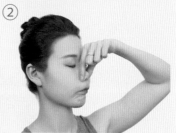

② 强化鼻基底肌肉
1 分钟 ×4 组

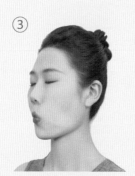

③ 放松鼻基底肌肉
30 秒 ×4 组

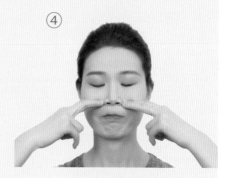

④ 鼻基底鼓气对抗
6~8 次 ×4 组

B 计划：鼻基底凹陷改善（初级）

B 计划适合凹陷较轻的人群，建议在早上或下午练习一遍。

①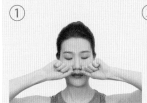

点按鼻基底
1 分钟 ×3 组

②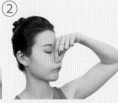

强化鼻基底肌肉
1 分钟 ×3 组

③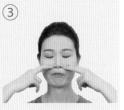

鼻基底鼓气对抗
6 次 ×4 组

预防鼻基底凹陷，试试这样做！

如果你想预防鼻基底凹陷，那么建议在早上练习下述动作。

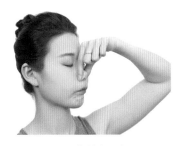

强化鼻基底肌肉
1 分钟 ×4 组

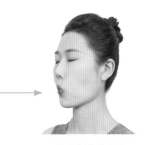

放松鼻基底肌肉
30 秒 ×2 组

温馨提示 对于所有计划来说，涂抹护肤品后练习效果更佳。

改善眼袋

13.

认识眼袋，
了解改善思路

眼袋

当眼睑皮肤、肌肉、筋膜等眼周组织松弛、支撑力减弱时，下眼睑肌肉会向外突出，显得臃肿，使眼部下方区域呈袋状，形成眼袋。眼袋的产生与日常作息不规律有很大的关系。出现眼袋时，眼部肌肉僵化、无力，整个面部看起来无精打采。

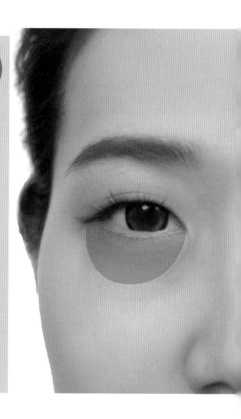

眼袋的产生与
哪些面部组织有关 ❓
眼轮匝肌（眶部）
眶隔筋膜

眼轮匝肌是围绕眼睛的肌肉，它的收缩、松弛会影响下眼睑的位置与形态。当它过于紧张时，眼袋易出现。眶隔筋膜位于眼轮匝肌和眶脂肪之间，它如果无力、松弛时，就无法有效支撑眶脂肪，导致眶脂肪向外突出，形成眼袋。

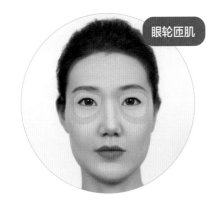

眼轮匝肌

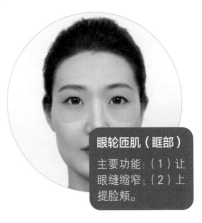

眼轮匝肌（眶部）
主要功能：（1）让眼缝缩窄；（2）上提脸颊。

如何改善眼袋

- 放松下述紧张组织：眼轮匝肌（眶部）。

- 提升肌肉力量：眼轮匝肌（眶部）。

- 避免下述变丑习惯：（1）频繁过度大笑；（2）用力眨眼；（3）过度眯眼；（4）关灯看手机。

- 以正确方式涂抹护肤品：用指腹取适量的眼霜，将其均匀、自内而外地涂抹在眼袋区域；涂抹时，可使用适度的压力；在这个过程中，眼部微微发热是正常的。

推荐的按压力度：●●○○○○

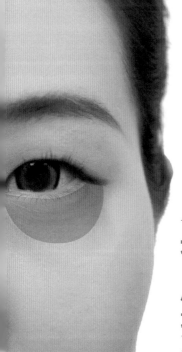

护肤操 改善眼袋

（1）轻柔地闭上眼睛，将眼霜均匀涂抹在眼袋区域；（2）双手食指指腹放在眼角内侧，向下施加适度的压力，然后慢慢移动至太阳穴区域，重复上述动作2分钟。

学习改善眼袋的运动

> ▶ **放松眼周** ◀

1 准备 面部自然放松；轻轻地闭上双眼，眼睛完全放松；双手自然握拳，食指伸出。

2 定位 找到位于眼睛下方的眼袋区域。

3 动作 双手食指以一定的力度按压眼角区域，然后慢慢地沿着眼袋区域，向太阳穴滑动；边滑动边调整，找到适合自己的力度和节奏，同时感受眼袋区域产生的酸痛感；重复上述动作至规定的时间。

力度适宜： 按压的力度应适宜，不能过大，避免伤害眼部。

定位准确： 确保手指从眼角开始，沿着眼袋区域滑动至太阳穴。

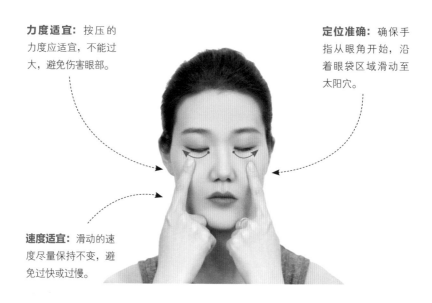

速度适宜： 滑动的速度尽量保持不变，避免过快或过慢。

功效

改善眼周血液循环，加快代谢废物的排出。
放松眼部紧张的肌肉，减轻眼部疲劳。

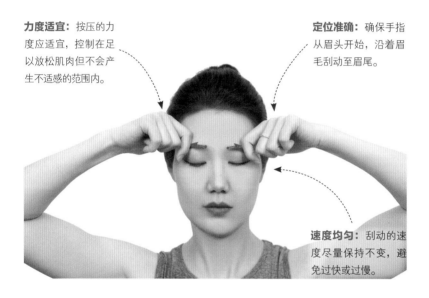

▶ 眉眼舒缓 ◀

1 **准备** 面部自然放松；轻轻地闭上双眼，眼睛完全放松；双手自然握
拳，食指呈 7 字形。

2 **定位** 找到位于眼睛上方的眉毛区域。

3 **动作** 双手食指指关节以一定的力度按压眉头，然后慢慢地沿着眉毛，
向眉尾刮动；边刮动边调整，找到适合自己的力度和节奏，同时感受
眉眼区域产生的酸痛感；重复上述动作至规定的时间。

力度适宜： 按压的力度应适宜，控制在足以放松肌肉但不会产生不适感的范围内。

定位准确： 确保手指从眉头开始，沿着眉毛刮动至眉尾。

速度均匀： 刮动的速度尽量保持不变，避免过快或过慢。

功效

减轻眼部因长时间使用而产生的疲劳感。

改善眼周血液循环，加快代谢废物的排出。

放松眉眼区域的肌肉，释放压力。

▶ 眼部活力提升 ◀

1 **准备** 面部自然放松；轻轻地闭上双眼，眼睛完全放松。

2 **动作** 进行几次深呼吸，让身体放松；保持闭眼状态，眼球缓慢向上转动，就像去看头顶上方一样，此时感觉眼睛闭不紧是正常现象；保持闭眼状态，眼球缓慢向下转动，回到原位；重复上述动作至规定的时间。

力度适宜： 眼球移动的速度尽量保持不变，避免过快或过慢。

定位准确： 眼球移动时，不要过度用力，避免眼球受到伤害。

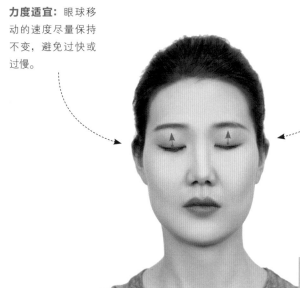

训练禁忌： 不要在佩戴隐形眼镜的情况下进行该训练。

功效

提升眼轮匝肌的力量和弹性。

促进眼周血液循环，改善眼部供血状况，加快代谢废物的排出。

▶ 强化眼部肌肉 ◀

1 **准备** 面部自然放松；轻轻地闭上双眼，眼睛完全放松；双手自然握拳，食指和中指伸出。

2 **定位** 找到位于眼睛上方的眉肌区域。

3 **动作** 双手食指和中指以一定的力度按压眉肌，然后慢慢地向上提拉，感受眉肌产生的紧绷感，同时，慢慢睁开双眼，让眼球随着眉肌的上提而向上转动，并让下眼睑肌群发力，上抬下眼睑；重复上述动作至规定的时间。

力度适宜： 按压、上提的力度应适宜，不能过大。

定位准确： 确保手指向上提拉眉肌。

动作协调、连贯： 上提眉肌、向上转动眼球和上抬下眼睑应相互配合，确保动作协调、连贯。

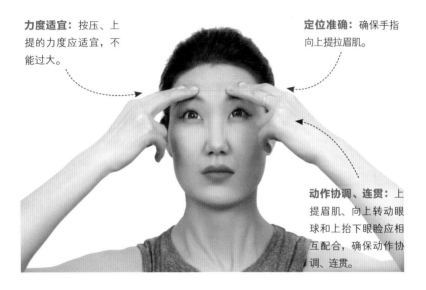

EFFICACY

功效

提升眉肌和下眼睑肌群的力量和耐力，使它们更有弹性。

改善眼周血液循环，为眼部组织提供更多的氧气和营养物质。

缓解眼部因长时间使用而产生的疲劳感，减轻眼部的酸胀、干涩等不适症状，让眼睛感觉更加轻松和舒适。

增强眼轮匝肌的力量，使其更好地支撑眼部皮肤，减少皮肤松弛和下垂情况的发生。

每日练一练，改善眼袋

A 计划：眼袋改善（高级）

A 计划适合眼袋较重的人群，建议在下午和晚上各练习一遍。

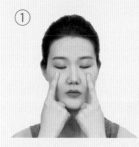

① 放松眼周
1 分钟 ×4 组

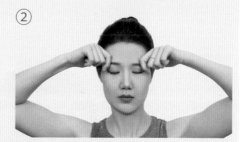

② 眉眼舒缓
1 分钟 ×4 组

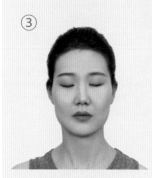

③ 眼部活力提升
1 分钟 ×4 组

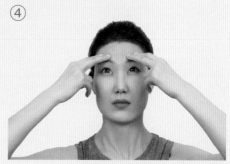

④ 强化眼部肌肉
40 秒 ×4 组

B 计划：眼袋改善（初级）

B 计划适合眼袋较轻的人群，建议在早上或晚上练习一遍。

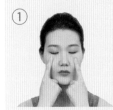 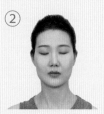 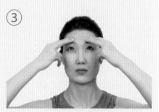

① 放松眼周
1分钟 ×3 组

② 眼部活力提升
1分钟 ×3 组

③ 强化眼部肌肉
40秒 ×3 组

预防眼袋，试试这样做！

如果你想预防眼袋，那么建议在下午练习下述动作。

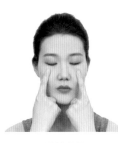 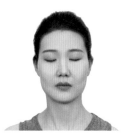

放松眼周
1分钟 ×2 组

眼部活力提升
1分钟 ×2 组

温馨提示 对于所有计划来说，涂抹护肤品后练习效果更佳。

改善泪沟

认识泪沟，
了解改善思路

泪沟指出现在内眼角下方的凹陷，因眼眶隔膜下缘的软组织萎缩、下垂而形成。一般随着年龄增长，泪沟的产生不可避免。但过早产生泪沟与日常的不良用眼习惯有很大关系。

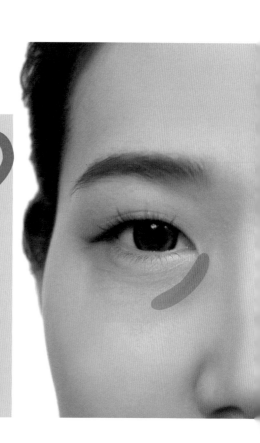

泪沟的产生与哪些面部组织有关？

眼轮匝肌（睑部）

眼轮匝肌（睑部）的主要功能包括收紧眼睑、抬升下眼睑。当其紧张、僵化时，眼睛下方的组织就容易下垂，导致泪沟出现。

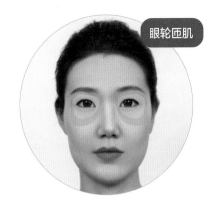

眼轮匝肌

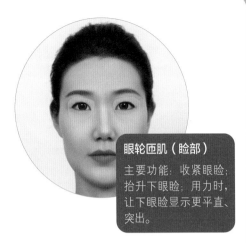

眼轮匝肌（睑部）

主要功能：收紧眼睑；
抬升下眼睑；用力时，
让下眼睑显示更平直、
突出。

如何改善泪沟

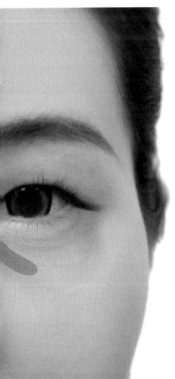

- 放松下述紧张组织：眼轮匝肌（睑部）。

- 避免下述变丑习惯：（1）频繁用力眨眼；
  （2）眯眼看物；（3）过度哭泣等。

- 以正确方式涂抹护肤品：用指腹取适
  量的眼霜，将其均匀、自内而外地涂抹
  在眼睛下方；涂抹时，可使用适度的压
  力；在这个过程中，眼部微微发热是正
  常的。

  推荐的按压力度：●●○○○

护肤操 **改善泪沟**

（1）轻柔地闭上眼睛，将眼霜均匀涂
抹在眼睛下方；（2）双手食指指腹放
在眼角内侧，向下施加适度的压力，
然后慢慢移动至眼角外侧，重复上述
动作2分钟。

学习改善泪沟的运动

▶ 揉压泪沟 ◀

1 **准备** 面部自然放松；轻轻地闭上双眼，眼睛完全放松；双手自然握拳，食指伸出。

2 **定位** 找到泪沟起点（通常位于眼角内侧、山根底部）。

3 **动作** 双手食指放在泪沟起点，然后以一定的力度揉压该区域；过程中，感受被揉压区域产生的酸痛感；重复上述动作至规定的时间。

力度适宜： 揉压的力度要适宜，约为最大力度的30%。

定位准确： 确保手指在泪沟起点进行揉动。

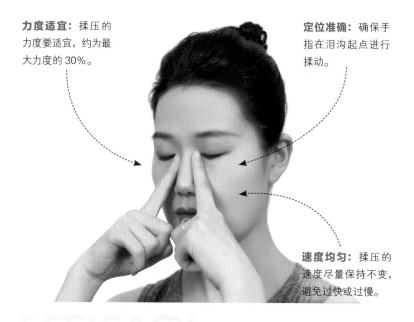

速度均匀： 揉压的速度尽量保持不变，避免过快或过慢。

EFFICACY

功效

放松泪沟起点处的组织。

▶ 泪沟舒缓 ◀

1 **准备** 面部自然放松；轻轻地闭上双眼，眼睛完全放松；双手自然握拳，食指伸出。

2 **定位** 找到位于眼睛下方的泪沟区域。

3 **动作** 双手食指以一定的力度按压泪沟起点，然后慢慢地沿着泪沟区域，向外眼角滑动；边滑动边调整，找到适合自己的力度和节奏，同时感受眼轮匝肌（睑部）（第129页）产生的感觉；重复上述动作至规定的时间。

力度适宜： 按压的力度应适宜，不能过大，避免伤害眼部。

定位准确： 确保手指从泪沟起点开始，沿着泪沟区域滑动至外眼角。

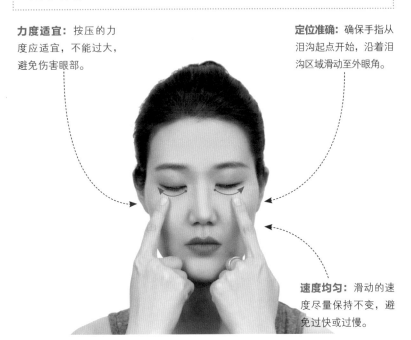

速度均匀： 滑动的速度尽量保持不变，避免过快或过慢。

功效

放松泪沟及周边组织。

减轻眼轮匝肌（睑部）的紧张、僵硬。

▶ 放松颧骨肌肉 ◀

1 **准备** 面部自然放松；轻轻地闭上双眼，眼睛完全放松；双手自然握拳，食指呈 7 字形。
2 **定位** 找到靠近鼻底部的颧骨内侧区域。
3 **动作** 双手食指指关节以一定的力度按压颧骨内侧区域，然后慢慢地向颧骨外侧区域刮动；边刮动边调整，找到适合自己的力度和节奏，同时感受颧骨肌肉产生的酸痛感；重复上述动作至规定的时间。

力度适宜： 按压的力度应适宜，控制在足以放松肌肉但不会产生不适感的范围内。

定位准确： 确保手指从颧骨内侧区域开始，刮动至颧骨外侧。

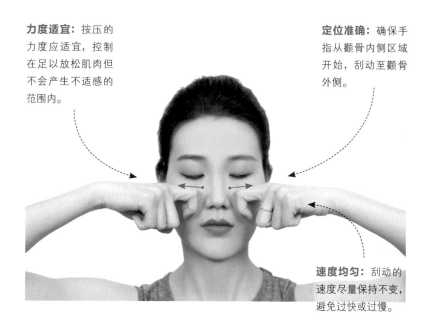

速度均匀： 刮动的速度尽量保持不变，避免过快或过慢。

功效

放松颧骨肌肉，使其不再紧绷。
促进颧骨区域的血液循环，改善眼轮匝肌的供血状况。
减轻眼轮匝肌的疲劳，使其恢复活力。
提升眼轮匝肌的弹性，使其能适应各种眼部活动。

1 **准备** 面部自然放松；双手自然握拳，大拇指和食指呈 C 字形。

2 **定位** 找到分别位于眼睛上方和下方的眉肌和颧骨区域。

3 **动作** 食指放在眉肌区域，大拇指放在颧骨区域，二者共同发力，撑开并固定眼部肌肉；慢慢地闭上双眼，感受眼部肌肉产生的紧绷感，然后慢慢地睁开双眼；重复上述动作至规定的时间。

力度适宜： 食指和拇指撑开肌肉的力度应适宜，避免给眼部带去过大压力。

定位准确： 确保食指和大拇指分别放在眉肌和颧骨区域。

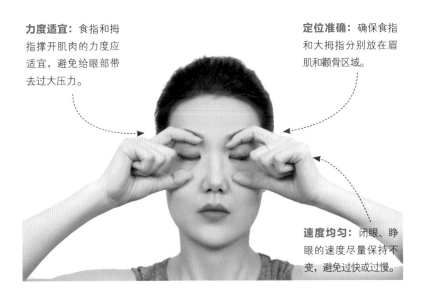

速度均匀： 闭眼、睁眼的速度尽量保持不变，避免过快或过慢。

功效

提升眼轮匝肌的力量和弹性。

改善眼周血液循环，使眼部获得充足的氧气和营养物质。

减轻眼部肌肉因疲劳或紧张而产生的不适感。

每日练一练，改善泪沟

A 计划：泪沟改善（高级）

A 计划适合泪沟较重的人群，建议在早上和下午各练习一遍。

①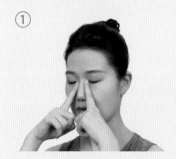

揉压泪沟
1 分钟 ×4 组

②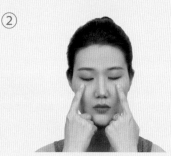

泪沟舒缓
1 分钟 ×4 组

③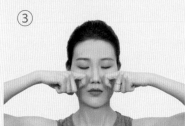

放松颧骨肌肉
1 分钟 ×4 组

④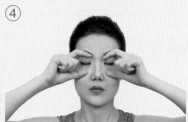

强化眼轮匝肌
1 分钟 ×4 组

B 计划: 泪沟改善（初级）

B 计划适合泪沟较轻的人群，建议在上午或晚上练习一遍。

①
泪沟舒缓
1 分钟 ×3 组

②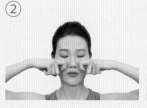
放松颧骨肌肉
1 分钟 ×3 组

③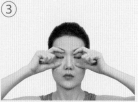
强化眼轮匝肌
1 分钟 ×3 组

预防泪沟，试试这样做!

如果你想预防泪沟，那么建议在中午或下午练习下述动作。

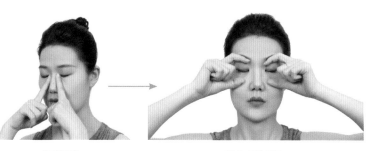

揉压泪沟
1 分钟 ×2 组

强化眼轮匝肌
1 分钟 ×2 组

温馨提示 对于所有计划来说，涂抹护肤品后练习效果更佳。

写下你的练习记录和心得

作者简介

韩林峰

　　毕业于北京体育大学；曾担任国家体育总局全国冬季运动会运动康复师、全国夏季运动会体能康复师，中国国家围棋队运动康复师，河北省冰球队运动康复师；2015 年至今，担任山西省小轮车队和击剑队特聘运动康复师；2018 年，获得美国南加州大学骨科康复全模块认证；曾任自媒体"体态大师"的技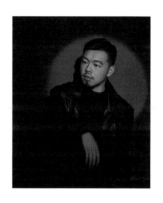术总监，主要负责体态纠正体系建设和相关课程的研发；2019 年，研发出面部抗衰训练体系和不对称纠正训练体系，前者基于科学的运动抗衰理念，包含精准改善面部多种皱纹与凹陷的训练方法，已成功帮助数万名饱受面部问题困扰的个体改善容貌，重拾自信；截至目前，已在运动康复、体能训练、体态纠正和面部抗衰领域教学 12 年，累计服务人数超 10 万，被业内人士和学员称为"韩教头"，在抖音、哔哩哔哩、小红书平台运营账号"面部重塑大师韩教头"。